"赵尚华名老中医工作室"系列丛书

赵尚华临床经典医案集锦

范玲玲　编著

中国中医药出版社

·北　京·

图书在版编目（CIP）数据

赵尚华临床经典医案集锦/范玲玲编著 . —北京：中国中医药出版社，2017.7

（"赵尚华名老中医工作室"系列丛书）

ISBN 978 - 7 - 5132 - 4179 - 3

Ⅰ.①赵⋯　Ⅱ.①范⋯　Ⅲ.①中医外科学 - 临床医学 - 经验 - 中国 - 现代　Ⅳ.①R26

中国版本图书馆 CIP 数据核字（2017）第 078002 号

中国中医药出版社出版

北京市朝阳区北三环东路 28 号易亨大厦 16 层
邮政编码　100013
传真　010 64405750
保定市中画美凯印刷有限公司印刷
各地新华书店经销

开本 880 × 1230　1/32　印张 7.5　字数 161 千字
2017 年 7 月第 1 版　2017 年 7 月第 1 次印刷
书　号　ISBN 978 - 7 - 5132 - 4179 - 3

定价　29.00 元
网址　www.cptcm.com

社 长 热 线　010 - 64405720
购 书 热 线　010 - 89535836
侵 权 打 假　010 - 64405753

微信服务号　zgzyycbs
微商城网址　https://kdt.im/LIdUGr
官方微博　http://e.weibo.com/cptcm
天猫旗舰店网址　https://zgzyycbs.tmall.com

如有印装质量问题请与本社出版部联系(010 64405510)

赵尚华教授简介

赵尚华（1943.8—），1969 年毕业于北京中医学院（现北京中医药大学）中医系。2008 年被推选为第四批全国中医药专家学术经验继承工作指导老师。原山西中医学院外科教研室主任、教授、主任医师，兼中华中医药学会外科学会副主任委员，中华中医药学会中医外治分会副主任委员，《中医外治杂志》主编，山西中医药学会常务理事，中医外科分会副主任委员，傅山医学研究会副主任委员。1958 年在范亭中学参加校医室勤工俭学，学习医护技术；1963 年考入北京中医学院；1980 年参加上海中医学院（现上海中医药大学）主办的全国首届中医外科师资进修班，有缘学习了全国外科各大名医之长；1983 年参加山西中医学院筹备领导小组；1984 年以来兼职从事学会工作；1985 年与著名中医专家朱仁康等倡议建立全国中医外科分会并出任委员，屡次向山西政府提出建议，为促进山西中医学院的建立和健康发展做了大量的工作；1989 年调至山西中医学院工作。

1992 年曾应马来西亚中医学院邀请赴马来西亚讲学 3 个月；1994 年代表山西中医药学会与马来西亚柔佛州中医师公会结成友好学会，开展双方之间的学术交流，推动山西中医事业对外合作交流工作；1998 年受香港、泰国国际传统医学研究会邀请，参加了在新加坡等地召开的"跨世纪医学新进展论坛暨世界名医颁奖大会"，发表了"中医治疗血栓闭塞性脉管炎电脑诊疗程序研制报告"，获得广泛好评。

赵尚华教授长期从事中医外科学的教学、临床和科研工作，特别是对周围血管病、乳房病和部分肿瘤的中医治疗有独到的经验。1994 年主持的"中医治疗血栓闭塞性脉管炎的临床研究"获山西省科技进步三等奖；1995 年参与研制的"骨刺停贴膏"获山西省优秀新产品二等奖；1999 年研制成功"腧穴治疗仪"，获得国家发明专利；"逍遥蒌贝散治疗乳腺增生病的临床研究和实验研究"经山西省科委组织专家鉴定，被评为国际先进水平；2004 年其研究课题"逍遥蒌贝胶囊治疗乳腺增生病的临床研究和实验研究"获山西省科技进步三等奖。其主要著述有《中医外科心得集》《乳房病》《中医外科外治法》《中医外科方剂学》《中医外科学》《中医外科皮肤病学》《中国百年百名中医临床家丛书·张子琳》《21 世纪课程教材·中医外科学》等 40 余种，其中 6 部荣获国家和省级优秀科技著作奖。《中医外科外治法》填补了中医外科长期以来缺乏外治专著的空白。《中医皮肤病学》是中医本科成人教育中的第一本正式教材。他拟创的逍遥蒌贝散药方被全国数种高校教材《中医外科学》选为治疗乳腺增生病的主方。他拟创的阳和通脉汤、胶艾洗药等方剂被大型工具书《实用中医外科大辞典》《当代中药外治临床大全》等反复使用，广为推崇。发表论文 50 余篇。

赵尚华教授是全国首批中医传承博士后指导老师之一，2013 年 12 月赵尚华教授中国中医科学院传承博士后流动站正式启动，启动后收集了赵尚华教授多年临床经验及心得体会，并总结了赵尚华教授多年潜心研究肿瘤疾病的研究成果。赵尚华教授在多年的临床过程中，总结出治疗癌症的"元宗血津复辨证法"。赵教授认为，癌症的病因可分为内因、外因，内因以正气虚损、气机郁滞为主，常见元阳虚、元阴亏、气虚、气郁；外因以毒邪攻袭为主，常见湿毒、热毒、寒毒、痰毒等。癌症的病机繁复，其要可分析为元气受损，毒邪攻袭，宗气病变，甚至波及血分，流窜全身，津液耗伤，以致死亡，以及后期康复等五大病变，即元、宗、血、津、复五期，填补了中医肿瘤辨证法的空白。

前　言

本人 1980 年出生在山西省临汾市，自幼受母亲的影响对中医知识产生了浓厚的兴趣，1999 年考入山西中医学院中医系，开始正式踏上了中医学习之路。五年的学习生涯让我从一个对中医知识懵懂的学生，逐渐变成了一个渴望救死扶伤的医者。进入临床实习期后，才真正发现自己临床知识的匮乏，在母亲的安慰及帮助下，2006 年我考入了甘肃中医学院研究生部继续深造学习，三年的努力学习让我再一次信心十足。2009 年毕业后我顺利进入山西中医学院第三中医院工作，那一年，我真正成为一名临床工作者。

刚刚踏上工作岗位的我，热情高涨，积极努力，无论什么工作都抢在前面做，甚至连续一周时间都住在医院，成了大家眼中合格的"住院医师"。可是渐渐地，我发现自己所学的中医知识并不能很好地与临床结合，再加上西医知识的严重不足，让我一度丧失信心，迷失方向。在我最低迷的时候，2012 年山西中医学院第三中医院成立了赵尚华全国名老中医药专家传承工作室，就在那一年，我跟师学习的日子正式开始了，对我来说这是个里程碑式的改变。跟师学习的过程中，我将自己的困境及苦恼倾诉于赵老师，我在学习中医的过程中走了不少弯路，最近看了一本书，就喜欢用这本书思路的方子；之后看了另一本书，又觉得这本书的想法有道理；回想起来，真是以偏概全，学习中不够客观，不能实事求是。赵老师也将自己求学经历的种种给我讲述一番，不仅告诉我学习中医的方法，更重要的是告诉我们学习经典的重要性。我在内心感慨，为什么我到现在才知道中医经典的重要性？现在知道了，从头学还来得及吗？算不算晚？从那一番谈话之后，让我的心情豁然开朗，使我明确了研修中医的正确道路与方向，完善了现代中医诊治疾病的思维模式，构架了中医外科学的科学理论体系，为我以后的临床工作树立了坚实的信心。

初始跟师的时候，会有一种畏惧感，像小学生畏惧班主任一样，想问问题但又担心老师会不会觉得我很愚蠢。慢慢地，在跟师中受到赵老师的感染，让我完全打消了顾虑。赵老师门诊时对待每一位患者态度谦和认真，诊察疾病疲劳之余，不忘反复告知患者疾病的注意事项及生活细节。门诊闲暇之余，弟子们都争着向老师提出自己的疑问，生怕错过这样难得的学习机会，每个问题，赵老师都会耐心回答，直到我们明白为止。

"开启良知，一心为病"，这是赵老师常对弟子们说的话。作为第四批全国老中医药专家学术经验继承工作指导老师，赵老师传承了这一优良品德。在同仁的眼里，他温恭谦良而直率；在患者眼中，他谦和认真，药到病除；在学生眼中，他儒雅温和，循循善诱，谆谆教导，唯恐讲之不详、授之不细。纵观古今中医各家，大凡有所建树者，无一不是德艺双馨之医家，他们用自己的言行举止诠释着医乃仁术，用自己的心血汗水捍卫着医道尊严！

本书分三部分：上篇主要讲述赵老师的求学经历及主要学术思想；中篇主要讲述赵老师在乳腺病、周围血管病、甲状腺疾病、肿瘤、皮肤病及疑难杂病等方面的经典临床医案；下篇主要讲述赵老师弟子的临床治疗心得，以及赵老师多年研究肿瘤辨证新理论的心得。附篇收录了赵老师 40 余年临床中的经典方剂（阳和通脉汤、逍遥蒌贝胶囊、龙宫莲胶囊、柴翘五淋散）。

本书尽可能汇集了赵老师数十年临证经验及教学经验，不足之处请读者提出宝贵的意见和建议，以便进一步完善。此书编写期间获得了李壁老先生撰写的赵老师的专访报道，作为开篇"医事传略"使用，特向李老先生表示感谢。此外，还得到赵老师众多弟子的广大支持，在此特向贾颖、魏峰明、闫京宁、张彦敏、靳建云、牛玉洁、陈亚丽、陈美丽、郭璐、张双双、肖晓琳、张靓、冯雪娇、赵秋玲、韩愈、刘忠良、黄金花、王蕾、李黎靖、齐腾蛟、侯跃峰、赵更、王兴龙、岳增宝、梁丝雨、孙成龙、王友球、杨馥毓、段棣等同门表示衷心感谢。

范玲玲

2017 年 3 月

目录
CONTENTS

──• 上篇　医事传略和学术思想 ──────

医事传略 / 3

学术思想点滴 / 13

　　中医辨证论治的"常"与"变"的思考 / 13

　　中医"取性存用与去性存用"的探讨 / 17

　　中医寒温并用，以"和"为期的思想 / 20

　　祛风法在中医外科临床应用心得 / 23

── 中篇　医理阐释和医案拾萃 ──────

乳腺病 / 29

　　乳痈 / 29

　　乳癖 / 33

　　乳腺钙化 / 35

　　左乳腺癌术后，右乳腺钙化 / 37

乳癖 / 39

周围血管病 / 41

血栓闭塞性脉管炎 / 41

血栓性静脉炎 / 43

腹痛 / 46

急性阑尾炎 / 46

胆道蛔虫病 / 49

胆石症和胆道感染 / 50

泌尿系疾病 / 52

泌尿系结石 / 52

前列腺肥大 / 55

泌尿系感染 / 56

甲状腺疾病 / 59

气瘿和肉瘿 / 59

瘿痈 / 61

甲状腺结节术后溃疡久不收口 / 64

甲亢和甲减 / 66

亚急性甲状腺炎合并甲亢 / 68

皮肤病 / 73

银屑病 / 73

脂膜炎 / 75

斑秃 / 77

结节性红斑 / 79

过敏性紫癜 / 81

湿疹 / 83

扁平苔藓 / 85

尖锐湿疣 / 87

肿瘤 / 90

乳腺癌 / 90

前列腺癌 / 94

食管癌 / 97

宫颈癌 / 103

肺癌 / 111

结肠癌 / 117

鼻咽癌 / 121

膀胱癌 / 124

胆管癌 / 127

卵巢癌 / 129

白血病 / 132

肝癌 / 136

肝血管瘤 / 138

疑难杂病 / 141

不孕症 / 141

阳痿 / 144

不安腿综合征 / 146

复发性口腔溃疡 / 149

重症肌无力 / 152

高热不退 / 155

类风湿关节炎 / 158

━━━ 下篇　弟子心得与赵老医话 ━━━

弟子心得 / 165

　贾颖：对张子琳老先生经验研习心得 / 165

　魏峰明：对赵尚华教授治疗乳腺病临床

　　心得 / 172

　闫京宁：对赵尚华教授应用阳和通脉汤临床

　　心得 / 178

　张彦敏：对赵尚华教授"元宗血津复辨证法"

　　认识心得 / 180

　范玲玲：对赵尚华教授应用清热解毒、益气

　　养阴法临床心得 / 185

赵老医话 / 189

　中医外治法心得 / 189

　中医治疗癌症心得 / 201

━ **附篇** ━━━━━━━━━

阳和通脉汤的创制和使用 / 209

逍遥蒌贝散的创制和使用 / 211

龙宫莲胶囊的创制和使用 / 217

柴翘五淋散的创制和使用 / 219

上篇

医事传略和学术思想

医事传略

早先打算去写写赵尚华，后来又犹豫起来了。觉得我先前的想法是不揣愚陋，不自量力！尚华是何许人？虽是范中隔了几届的同学，如今却是个了不起的人物。2004年经世界教科文卫组织专家学术委员会确定，他正式成为世界教科文卫组织专家成员，全省文卫系统只他一人。2009年他又被推选为第四批全国老中医药专家学术经验继承工作指导老师，已经带过许多学士生、硕士生，如今还带着一个博士后呢！现在，国家中医药管理局还在太原设有一个"全国著名中医药专家赵尚华工作室"，正在研究整理他的学术思想的临床经验。他是原山西中医学院外科教研室主任、教授、主任医师兼中华中医学会外科分会副主任委员、中华中医药学会中医外治分会副主任委员。写这样的人物，我这样的写作水平能行吗？这件事，我为它煎熬了一段时间，可是已经跟人家打过招呼了，总不能出尔反尔吧，所以明知是块"硬骨头"，即使咬咬牙也只好去啃了。

筹划动笔之前，我和尚华又有过几次交谈，我越来越觉得他像是一本厚重而深奥的书。要研究透这本"书"是很难说的，就是把其中的一个"章节"了解个大概，也并非容易。

赵尚华出生于原平市南阳店村的一户贫苦农家。本分而善良的父亲把全部身心投放到那亩薄田上，日子还是过得不顺心，让他经常唉声叹气。到晚年终因操劳过度，患上了肺脓疡。当时本地的医疗条件有限，家境又十分贫寒，父亲的病无法治愈，带着遗憾离开了人世。这对刚要结束小学读书的尚华打击很大。他心里常常提出几个问题，诸如：如果我当时能挣好多好多的钱，把父亲弄到北京、上海大医院，如果我是个好医生，如果……那父亲也许有救了。可是，这些假设毕竟离现实很远很远啊！他现在能够做到的只有好好读书，将来学成后当个医生。这样不但能给家人看病，能给朋友看病，也能给广大百姓看病，治病救人，普济天下，那该多好啊！他想，这是报答父母养育之恩，报效父老乡亲最好的办法，他为立下这样的志向而高兴了几天。

他考上了全省有名的范亭中学。北桥河淙淙的流泉对他没有丝毫的吸引力，繁华的崞阳大街他也不感兴趣，就想好好学习，而且还是学医，这是多好的机会呀！他常常跟着张校医跑前跑后，经过一段时间的学习实践，学会了注射、包扎、换药等最基础的医疗技能，他俨然成为一个让张校医满意的"小医生"了。他在回顾这段时期的学校生活时说，这对他人生坐标的定位影响很大，为他走上学医的道路奠定了更加坚实的思想基础。

1963年秋天，他如愿以偿地考上了北京中医学院，真正圆了他学医的梦。在漫长的七年时光里，他如饥似渴地学习医药理论知识和实践经验，认真地向老师请教，他的问题常常很多，引起了老师的关注。他系统地学习中医学的各门课程，加上老前辈名家的言传身教，使他大开眼界，体会到了中医的博大精深，开启了他钟情医药的天赋，越学越进入佳境，让他废寝忘食，求之若渴。后来渐渐懂得作为一个医生，不但要在理论方面武装自己的头脑，还得把学到的知识在患者身上得到验证。于是，他主动到东直门医院跟师学习，把病房当作第二课堂，把老中医、老教授行医的方法，一点一点记在心里，为临床实践打下了扎实的功底。

施汉章教授是他经常接触的外科名医，施老治学的严谨，技艺的娴熟，敬业的作风，临床用药的慎重简洁，让他懂得这是一个医生应该具备的素质。他看到病人从进院时的痛苦神情到出院后又重新走上工作岗位，作为一个初进医院门的实习生，心里有说不出的喜悦。那个时候，倾慕中医外科的人不是很多，当时他能狠下决心主攻中医外科，与这段时期的实践和施教授的影响有一定的关系。人往往是这样，有时候一个偶然，恰恰确定了一生的命运。

1975年他到了山西中医研究所工作。经过高等学府的专业学习，终于怀着要为人民服务的激动心情，走上工作岗位，开始了他向往已久的从医生涯。在这期间，他初步掌握了外科常见病、多发病中西医两法的诊断治疗。之后在病房对周围血管病（脉管炎、静脉炎）和胆石症、尿石症开始了重点观察、临床研究。在求知者眼中，只要勤学好问到处都有良师益友。刘治太、包光寿等老先生严格的辨证施治、灵活的配伍用药，张子琳老先生严谨的治学作风，以及每治一病，记录病案，认真观察，一丝不苟，都给尚华留下了深刻的印象。他们的医德医风，成为尚华在从医道路上永远学习、求进的楷模。他对张子琳先生诊疗经验认真研究后，和张子琳之子共同整理出版了《张子琳医疗经验选辑》一书，受到广泛好评。原上海中医学院院长黄文东教授主编《著名中医学家的学术经验》一书时，特邀他编写了有关张子琳学术经验的这一部分。在版本目录学家李茂如先生的指导和影响下，他搜集齐备了上自先秦战国下至明清几乎所有现存的中医外科古籍文献，为他深入研究挖掘相关知识开辟了广阔的途径。贾得道所长对于如何把辩证唯物论应用于中医学术研究，有着独到的见解和成功的经验，这对他启发极大。他对疾病中的抗邪反应与病理改变的分析，既用中医理论的"虚虚实实"，又带入了辩证法的观点，就是把贾所长的见解和经验用于实践的良好范例。

1983 年，尚华的一篇论文发表后收到江西乡医院钟长庆医师的一封信，商榷有关"五善七恶"学说的一些问题。尚华如实将自己的看法以及一些相关资料寄给他，从此他们成为朋友。将近二十多年虽未谋面，却交往甚密，经常通信交流经验，探讨问题。钟长庆虽然是一位基层医师，但学识功底相当深厚，在交往中尚华也向他学到不少东西。后来他们共同编写了《中医外科外治法》《中医外科类聚方》等书，还共同完成了多篇论文。

一寸光阴一寸金，尚华惜时如命，他的时光并未有一日虚度。不论在什么情况下，从不放弃看书的机会。就是出差或者开会，也总要抽出一定时间读书。1980 年，他在上海参加首届全国中医学院中医外科高等师资进修班期间，所在的上海中医学院有庞大的图书馆，他利用这个便利条件，浏览了中医外科方面的基本书籍，计 200 余种，几千万字。平时节假日到图书馆看书已成为他生活的常态。他十分重视学术资料的积累，到省图书馆看书，精心摘录制作的资料卡片数以千计。他在一篇文章中这样写道："这些卡片如今多数仍然完好地保留着，它们安静地躺在长短大小略有不齐的墨绿色卡片盒内，这些卡片包含着前人和自己的几多智慧和辛苦。它们默默地伴随我走过了多少年的刻苦攀登之路。"从这段描述中，可以看出他对这些卡片的感情。这是一位学者对一生难忘益友的感情啊！他家里藏书很多，他看的书也很杂，但有些看似跟医药无关的书，在他眼里常常会有意想不到的发现。他用一个医生的眼光在审视一切的时候，一切都成了他的有用之材。这是一个学人能成为一个智者的关键所在。一位有建树的学者，不仅是学到什么，更重要的是从中理解了什么，发现了什么，最终目的是取其精华充实自己，并将学到的知识用于实践之中，他学了《易经》，把易经的哲学理论同中医的哲学思维结合起来，出版了《医易通论》，应用天人合一、阴阳五行、脏象理论、辨证思维确立了养生、医疗、康复等辨证论治方法。

一次到尚华家，我看见他书案上放着一本书，拿起来一看，是本《模糊数学》。我说："你还看数学方面的书?"他说："看呀，一看我就放不下了。"经过细细打问，才知道他不只是看，认真演算，还研究出了成果。他说，一次偶然的机会看到山西大学数学系潘政教授准备出版的《模糊数学》一书，让他眼睛一亮，对"模糊"这个概念很感兴趣。晚上睡不着觉，脑海里想的全是模糊数学，这使他联想到中医在理论类属、脏腑形态结构与功能活动、证候转变、临床症状等方面都存在着模糊现象。如中医学里寒、热、温、凉等模糊概念和模糊量词，过去没有精确量化，但它们确实存在不同程度的区别，模糊数学的出现使得这类概念的量化成为可能，使中医学成为真正意义上的科学，而不是所谓的经验医学，所以模糊数学与中医结合是个很有前瞻性的课题。后来他对模糊数学进行了深入研究，发现模糊数学的很多原理与中医辨证的思路十分接近。他通过刻苦自学、掌握了模糊数学的基本理论，诸如普通集合及其运算、隶属、择近原则、聚类分析、综合评判等，并将这些数学原理应用到中医学的诊疗经验整理中。尚华的这些理论性、技术性的表述，在我们外行人听来，真是丈二和尚摸不着头脑，于是我请求他举个浅显的例子。他说，让你在人群里找一个你不认识的人，告诉你他的特征，把这些特征分主次标以数字，然后用模糊数学加以运算，这个人即可找到。因为这个人同其他人还是有区别的。我知道这是一个简单的比喻，并不一定合乎科学的、精确的表达逻辑，但对我来说，为我设计了一个理解这一领域的空间。尚华在一篇相关论文中是这样写的：建立中医诊断的数学模型，实质上是对于中医辨证思维过程进行数学描述。在这种思维过程中所用的语言和概念均有很大的模糊性，所以传统的数学是担负不起这一任务的。在目前，模糊数学是中医诊断计量化的最适宜的工具，因为模糊数学的运算方法，在一定程度上接近于人类思维中的信息处理过程，病人众多的带有模糊性的临床资料，正是中医诊断的"信息"依据。就是运用这个原理，他与山西大学的潘政教授、太原五中赵振宏老师合作，先后研制出对血栓闭塞性脉管炎、血栓性静脉炎、乳腺炎的电脑诊疗数学模型，进而制成中医治疗这三种病变的电脑诊疗决策选择系统，为中医在疾病诊断的客观化、定量化、治疗的规范化方面，找到了一条途径。这三方面的电脑诊疗数学模型，通过山西大学数学系几届学生临床运算，得到了有效验证，说明这个研究是成功的。

他还认为，对民间验方的学习整理也是十分必要的。尚华故乡的一位老先生善用风药治疗疮疡，取效迅速，甚至常用辛温发散之品，这对他很有启发，之后在临床加以试验，都能见效，经过反复验证后，定型为疏风清解汤，主治上焦风热所致之疮疡。参加工作不久，一位和善的老领导在平常的谈话时提及他有一个专治瘰病的验方，专为其子治病所留，老领导倍加珍惜，从不示人。数年之后，他示方于尚华，其方竟是逍遥散合瓜蒌贝母散。尚华联想到乳腺增生的症状，这难道不是逍遥蒌贝散的主治症吗？遂将此方用于乳腺增生病，疗效卓著，于是收入其专著《中医外科心得集》之中，1985年被全国统编教材《中医外科学》选为治疗乳腺增生病的主方。贵州有位学者将此方做了临床观察，有效率高达90%以上。

赵尚华教授表示，作为一名医务工作者，理论和实践缺一不可，广学博收就是为治病，而临床实践又是不断完善医药理论和提高疾病治愈率的关键。所以，他不论是在以教学为主的时候，还是以科研为主和有其他任务的时候，始终坚持临床看病，40多年来从未间断。最初看得最多的病是脉管炎。起初是用古方治病，进而又广泛求教，临床实践，观察100余例病例后，逐步掌握了本病的基本规律。之后自拟阳和通脉汤、逐瘀通脉汤、解毒通脉汤、顾步复脉汤，治疗本病不同发展阶段的4种证候，通过220例的临床总结，取得临床治愈率95.1%的国内领先水平。其科研鉴定消息经新华社播发后，全国患者求治不绝。该成果亦在全国血管病专业委员会学术交流会上多次交流。1993年他参加了中国第一部《中医血管外科学》的编写；1994年又将本治法编入全国性统编教材《中医外科学》，使之在全国范围内得到推广。

从以上这些事例可以看出尚华的治学理念，从古到今，从理论到实践，从专家到一般医务人员，从医学典籍到民间验方等，没有他不认真去学习和研究的。更可贵的是，不论是所学到的理论还是其他人的经验，都融到了自己的辨证思维之中，用自己的思考、分析、验证进行补充和扬弃，进而变为自己的东西，为我所用。正因为如此，他才能有广博的知识，在医药方面会有高深的造诣，而且在许多方面独树一帜。

将自己的观点、实践经验贡献给社会，他认为这是作为一位学者与医生的愿望和责任。1994年主持的"中医治疗血栓闭塞性脉管炎的临床研究"获山西省科技进步三等奖；1995年参与研制的"骨刺停贴膏"获山西省优秀新产品二等奖；1999年研制成功"腧穴治疗仪"已获得国家专利："逍遥蒌贝散治疗乳腺增生病的临床研究和实验研究"，经省科委组织专家鉴定，被评为国际先进水平。2004年其研究课题"逍遥蒌贝胶囊治疗乳腺增生病的临床研究和实验研究"获山西省科技进步三等奖。

他的著述颇丰，有《中医外科心得集》《乳房病》《中医外科学》等40余种，其中6部荣获国家和省级优秀科技著作奖。《中医外科外治法》《中医外科方剂学》填补了中医外科长期以来缺乏相关专著的空白。中医外科方剂学使传统的中医方剂学在外科领域出现了质的飞跃。《中医皮肤病学》是中医本科成人教育中的第一本正式教材。他拟创的阳和通脉汤、椒艾洗药等方剂被大型工具书《实用中医外科大辞典》《当代中药外治临床大全》等反复使用。他还发表论文50余篇，阐述了自己在医药方面的研究成果。

赵尚华教授的学术思想和许多独到的见解，补充完善了中医外科理论，如他明确提出外科疾病的病因学说，外因以火毒为主，内因以气滞血瘀偏多的观点。他认为外科疾病的基本病证有外痈、内痈和皮肤病三大类型，又通过对基本病证、病机综合分析，从而归纳出了整个外科疾病的基本病机为阴阳失调。这样，从外科病的复杂症状表现和病理转归可以归属于阴阳的偏盛、偏衰、相损、相离转化中去。他还认为"五善七恶"的善恶均是针对疮疡病理过程相对而言的，因此他在临床上十分重视并有意识地把全身症状的"五善七恶"与局部症状的顺逆吉凶结合起来，以求准确全面地把握病机，辨证施治，判断预后。他认为，外科治疗的特点就是在整体观的指导下，重视外治法的应用。他总结出了外科外治法的三大法则，即箍围消散法、透脓祛腐法、生肌收口法等，使外科理论得到充实，临床实践得到了升华。许多疗效显著的方剂，开辟了外科治疗崭新的途径，得到医药界的广泛重视和社会各界的好评。

提到最近研究什么课题时，赵尚华认为，中医发展到今天，首要任务是攻克严重危害人类健康的癌症。就拿乳腺癌来说，这是妇女最常见的恶性肿瘤之一，全国每年约有 3 万人死于乳腺癌，全世界每年约有 100 多万妇女患有乳腺癌。这就是说，必须重视这一现状。近年来，尚华的主要精力放在研究癌症治疗这个重大课题上。他对百余例患者进行治疗观察，访问联系。有时晚上想着这些相关的事情睡不着觉。有时忽然想到有用的东西，马上开灯记录在纸。他研制出了龙宫莲胶囊抗肿瘤成方，广泛应用于乳腺癌等各种肿瘤，有效率达到了 64.1％。他说，有些癌症治愈后，有人认为原来就不是癌症，癌症是治不好的，其实这是认识上的一个误区。应该认真研究总结，找到规律，癌症治疗的前景是十分光明的。

退休后，他仍坚持看病，每周四次。每年还总要抽出一定时间回故乡为父老乡亲义务看病。每到这时，十里八乡的人们像赶会一样涌到他家，车水马龙，门庭若市。他总是笑眯眯地一个接着一个为大家看病，忙得顾不得喝水，误了吃饭。他现在成为专家了，名医了，没忘兑现他当初许下的庄严承诺。经常听到人们这样评价尚华，说他是"华佗现世"，说他是"神医"，我想这不是空穴来风，应该是有感而发吧。

（摘自李璧先生撰写的赵尚华教授的专访报道）

学术思想点滴

中医辨证论治的"常"与"变"的思考

辨证论治是理法方药运用于临床的过程，是中医学术的基本特点，即运用中医的诊法和基本理论对患者表现的症状、体征进行综合分析，辨别为何种证候，称辨证；在辨证基础上，拟定出治疗措施，称论治。证候就是当前的病人在特定病因的作用下，表现出来的疾病的主要病机变化。就是当时病变的具体病位、病因、病性、邪正盛衰的具体反映，也是本病的根本特点。辨出的证候也就是中医诊断的结果，也在这个结果之上便可以考虑治疗了。

综观中医证候的辨证方法，不外一纵一横两大类。一纵即如对伤寒、温病的辨证，先明确病是伤寒病、温病之后，再辨其是伤寒的太阳证、少阳证、太阴证、少阴证还是厥阴证。或是考虑温病的卫分证、营分证、血分证……还有外科中痈病之气血壅盛证（初）、热盛肉腐证（中）、气血不足证（后）等。这些证候均为同一疾病里不同阶段的特有证候。一横就是以一个症状为主展开辨证，如咳嗽，有外感证、内伤证，外感咳嗽有风寒袭肺证、风热犯肺证；内伤咳嗽有肺热咳嗽证、肺阴虚咳嗽证、木火刑金证等。腹痛有寒邪内阻、湿热壅阻、中虚脏寒、饮食积滞等证候。这均为横向的，并非一种疾病的证候，而是可以出现在多种疾病之中的同一症状的不同证候。当前杂志上报道的辨证论治方法，更多是在西医诊断明确的疾病的前提下进行辨证论治。如对冠心病的辨证多有气滞血瘀证、痰湿痹阻证、气虚血瘀证；胆石症有气机郁滞证、肝胆湿热证、热毒内蕴证……这也是纵的辨证论治法。从这里我们可以看出，不管是从纵的或者是从横的辨证论治的方法，用现代方法论来看都是找到了疾病的基本规律的治疗方法。我们称之为这些病变的辨证论治之常法。

变法指的是在临床上的很多病证，或是经误治的坏证，或者是治疗过程中的出现并发症，或者是继发症的辨证论治方法。下面列举赵尚华教授在外科临床中的几则案例。

案例1：血栓性静脉炎。血栓性静脉炎是指静脉内腔的炎症，同时伴有血栓形成。发生于浅层静脉者，临床上称为浅静脉炎，发生于深静脉者，称为深静脉炎。浅静脉炎的临床特点是：患处可触及索条状肿物，掀红疼痛。深静脉炎的临床特点是患肢肿胀，行走劳累后肢体沉重，肿胀增加。浅静脉炎相当于中医之"青蛇毒"，深静脉炎相当于中医之"股肿"。常见证型主要有三：①湿热下注证，治以清热利湿，活血化瘀。②脾虚湿盛证，治以健脾渗湿，活血化瘀。③气滞血瘀证，治以疏肝理气，活血通络。其变证主要有肺栓塞、出血等引发的阴虚热盛证等，临床又以肺栓塞最为多见。肺栓塞是由于治疗静脉炎过程中血栓脱落，经血液循环到肺部而引起栓塞。

案例2：陈某，男，57岁，农民。患者2010年6月12日因

"左膝关节骨质增生"在某院行手术治疗，术后第2天出现左下肢肿胀，活动后加重，休息、抬高患肢后减轻。7月26日左下肢肿胀明显加重，遂于28日入院治疗。入院时症状：左下肢广泛粗肿，皮色暗红，左下肢手肿压之凹陷，皮温略高，肌肉紧韧饱满，股三角区压痛（＋），左膝关节屈曲受限，左下肢大腿比健侧肿10cm，小腿中部较健侧肿6cm，Homan征（＋）。精神可，纳可，二便调，舌质暗，苔黄腻，脉涩。辅助检查：双下肢静脉彩超；左股静脉、大隐静脉入口处、股浅静脉入口处、腘静脉完全栓塞，左小隐静脉部分栓塞。诊断为左下肢深静脉血栓形成，属中医之股肿，湿热瘀阻证。住院给予"尿激酶、降纤酶"为主的药物疗法。7月29日查凝血四项：①凝血酶原时间：17.2秒（10.7～14.8）。国际标准化比值：1.40（0.8～1.5）。②活化部分凝酶原时间：36.1秒。③凝血酶时间：17.4秒（8～14）。④血浆纤维蛋白原：3.06g/L（2～4）。住院治疗3天后出现咳嗽、痰血，经介绍来诊。2010年8月4日来诊，症见：左下肢明显肿胀、咳嗽、痰血3天，咳嗽为白痰，痰中带血，口干，白天左侧卧位时咳嗽甚，胸部刺痛；转侧困难，舌质紫，苔白，脉细滑。属血栓性深静脉炎之变证——肺阴虚热盛证。治以养阴清热，化痰止咳，兼以散瘀。

处方：南沙参12g，麦冬10g，阿胶10g，前胡10g，杏仁10g，鱼腥草30g，黄芩10g，丹参18g，金银花30g，三七粉3g，干姜6g，细辛3g，五味子10g，生薏苡仁30g，甘草3g。水煎服，每日1剂，早、晚分服。服药1剂后，查凝血四项：①凝血酶原时间：15.4秒。国际标准化比值：12.4。②活化部分凝血酶时间：30.9秒。③凝血酶时间：20.6秒。④血浆纤维蛋白原：2.3g/L。

2010年8月18日二诊：上药12剂后，咳嗽、痰血有减，胸痛减，左下肢肿胀有消，但仍有肿胀，纳差，口干，大便干，舌质紫，苔白，脉细缓。上方继服，加白花蛇舌草30g，神曲10g，砂仁6g，藿香6g，去金银花、干姜、细辛。6剂，水煎服，每日1剂，早、晚分服。

2010年8月19日胸部CT：右肺下叶肺栓塞；右侧少量胸腔积液。上方加减，共服用20余剂，胸痛止，咳嗽、痰血症状消失，左下肢肿胀亦消退。

2010年8月30日胸部正侧位显示：两肺及心膈未见明显异常征象。患者出院。

2011年年初，病人又出现胸痛、咳嗽，恐肺栓塞复发，复于我处就诊，诊断为肋软骨炎，继续用中药调治痊愈。

按语：西医对于血栓性静脉炎的治疗方法，一般有手术治疗和溶解血栓法。溶解血栓法，常有的有三种方案：①抗凝疗法；虽不能溶解已形成的血栓，但可延长凝血时间，防止血栓的再形成，防止肺栓塞的发生，常用的药物：肝素、华法林、双香豆素等。②溶栓疗法：直接溶解已形成的血栓，常用的药物有尿激酶、链激酶等。③祛聚疗法：防止血小板凝集，常用作辅助疗法，常用的药物有右旋糖酐、阿司匹林等。运用西药治疗时，应严格监测凝血功能，以防出现出血征象。同时还应严密监测病情，以防止栓子脱落。中医对于血栓性静脉炎的治疗以活血化瘀为主，并根据临床具体证型随症加减。一旦出现肺栓塞则应该用中西医结合治疗，且中医的治疗有其特色。治疗时并不是单纯地强调活血化瘀，而是根据肺栓塞所表现的症状，给予理气、润肺、止咳、化痰之法，从症状着手。必须注意的是，在治疗血栓静脉炎时，无论是常证还是变证，都应注意通行大便的问题。若大便秘结、干燥、不爽，用力努责，则可能发生栓子的脱落，所以在治疗时必须保持大便通畅。

从以上的介绍中我想有以下几点提醒各位同仁、同学，加以理解。①中医学历经两千多年的存在而能自立于当代世界医学之林，是由于中医学能不断发展和不断治疗新疾病的结果，而不是两千年不变的结果。②对同一种疾病用几种不同的治疗方法去治疗，肯定会比用单一的方法治疗容易取到更好的疗效。③中医学从宏观上的辨证论治方法对新的疾病的认识、治疗和研究，有优于现代医学的地方。它能更早、更快地减轻新病种对人类的健康和生命的威胁。所以，中医学是当代更应该重视和加强研究的医学。中医如能应用现代医学、现代科技的新成果，将会更加前途光明。当前中医对癌症的治疗和研究是最应该投入人力、财力、物力的地方。

中医"取性存用与去性存用"的探讨

作为中医人，我们有没有考虑过为什么药物进入人体，可以治疗疾病吗？药物的功效又是如何而来的？其实，笔者认为药物之所以能够发挥它的功效，是根据它的性味和归经而来的。根据功效来治病，从根本上说是根据性味来治病。药物下咽，主要是调整脏腑的阴阳，阴阳平衡，病方有治。

性味，即四气五味。四气，指药物的寒、热、温、凉四种药性，此外，还有平性药，《药性赋》中就是以寒、热、温、平性来分类。五味，是指药物的酸、苦、甘、辛、咸，后扩展为体现药物功能归类的标志。《素问·至真要大论》中"寒者热之，热者寒之……燥者濡之"。以"寒者热之"为例，其首推理中汤，方中君以干姜温中祛寒，臣以人参大补元气，温补并行，用来治疗脾胃虚寒证。君药干姜归脾、胃、肾、心、肺经，综合它的气味，归经，可以得出它可温暖中焦，健运脾阳适用于中焦虚寒之腹痛、呕吐、泄泻；因其入心、肾二经，故可温阳守中，回阳通脉而适用于心肾阳虚，阴寒内盛所致亡阳证；因其入肺经，故可温肺化饮而治寒饮喘咳。《本草求真》载"干姜，大热无毒，守而不走"，与人参配伍，在理中汤中起到温中祛寒，补气健脾的功效。方剂的功效主治取决于药物和配伍，药物的功效和主治取决于它的性味和归经。

神农尝百草，先分有毒无毒，再言四气五味和归经。对于中药，首先该重视的是它的性味，察其性而知其用，"用药如用兵"，只有我们详细了解它的性味、归经，才能更好地理解它的功效，在临床之时才会灵活运用。药性是固定不变的，但药效却是因人、因时、因地而不断变化的，所以不能盲目追求药效。笔者在吾师赵尚华整理出版的一书中，见一案例，患者口咸，书中说："咸乃肾之味，口咸是肾液上乘，祖陈修园之治法为六味地黄丸加五味子，乌贼骨。"其中，乌贼骨为点睛之药，其咸温而涩，《神农本草经》谓其主"无子"其咸能入肾，涩能收敛，故善固肾涩精，敛上乘之肾液，配五味子敛精，滋肾。疗效显著。常法不行用变法，而变法之奥妙，则在性味，归经之中。很多中药、方剂，治则都是从"取类比象"中得来的。如鸡内金这味药，它的功效是消食健胃，涩精止遗。鸡内金是家鸡的沙囊内壁，系消化器官，用于研磨食物，故归脾、胃经，可以用来治疗饮食积滞；又因它归小肠、膀胱经，肾与膀胱相表里，故又可用来治疗肾虚遗精、遗尿。王旭高所著《西溪书屋夜话录》深得肝病施治之要领，其中治肝木横逆犯脾胃者，立柔肝之旨，用当归、枸杞、柏子仁等，柏子仁峻补肝肾，笔者曾阅读一篇文章，治肝邪犯胃妙用柏子仁。柏子仁系侧柏的干燥成熟种仁，质润多脂，侧柏凌冬不凋落，得金水之气最全。其滋润之性善养肝体而润胃腑，柏子仁归心、肾、大肠经，故善入心脾以养血，又入大肠经而善通腑。根据其凌冬不落之象得出其禀秋金之气可抑肝木之横恣，一物两用，养肝又制肝，可谓匠心独运。

　　针对药物性味治病，笔者曾向吾师请教过，老师举了一个陆以恬《冷庐医话》中的例子，叶天士治难产，众医用催生药不验，是日适立秋，叶加梧桐叶一片，药下咽即产。而其中的梧桐叶随风飘落之意即合治疗难产之机。老师说，如果在药物的性味、归经、取类比象和五行生克上下功夫，会在中药上很有心得，技高一筹。故《冷庐医话》中说"名家治病，往往于众人所用方中加一味药，即可获效"。

　　遗憾的是，药性已经被很多人忽视了，而是盲目追求药效。笔者认为我们要分清标本，药效是"标"，药性才是"本"，药性决定了药效。就连现在我们学习的《中药学》一书，也是根据解表药、清热药、泻下药、祛风湿药等药效来分类，从而忽视了中医的精华。"去性存用"是中医发展的阻碍，而取性存用，会别有一番作为。

中医寒温并用，以"和"为期的思想

《黄帝内经》云：阴平阳秘，精神乃治。这充分体现了中医治疗疾病以"和"为贵的思想。人体阴平阳秘受诸多因素的侵扰而失衡，或表里阴阳失于均衡，导致阴阳偏盛偏衰的病理，出现表寒里热证、中焦寒热证、上下寒热错杂证。寒热并用是张仲景针对寒热错杂证所设置，其散见于《伤寒论》太阳病变中痞证、上热下寒证、厥阴病寒热错杂证中。张仲景恪守和解寒热，调和阴阳的治法准则，辨证分析，圆机活法，开寒温并用之先河。吾有幸随赵尚华老师学习，受益匪浅。现将老师寒温并用法治疗上热下寒证的医案分享如下，共同探讨寒温并用法用于上热下寒证的治疗。

马某，男，25 岁，学生。2009 年 3 月 18 日初诊。主诉：上身热、下身寒 2 年多，遇冷加重。患者冬天上身穿衬衫仍觉热，下身穿棉裤仍觉冷，饮食睡眠正常，二便正常。面部痤疮甚多，头上亦有。苔白，左脉或强或弱，右脉弦滑。此为上热下寒，气机升降失调。治宜寒温并用，清上温下，和解为妙，拟方如下：桂枝 10g、白芍 10g、生姜 5 片、大枣 3 枚、青蒿 10g、石膏 10g、紫草 10g、川牛膝 10g、蒲公英 30g、黄芩 10g、鸡血藤 30g、炒栀子 10g、太子参 10g、甘草 6g。6 剂，水煎服，每日 1 剂，早、晚分服。

二诊：症状缓解，脉滑苔白，上方继服。

三诊：上热下寒已愈，只有口腻，饮食好，脉滑苔白。此次开始着手治疗痤疮。

按语：上热下寒证出自《灵枢·刺节真邪》，多为阳盛于上，阴盛于下。《巢氏诸病源候论》谓："阳并于上则上热，阴并于下则下冷。"本医案中患者热与寒分居于上下半身，热者自热，寒者自寒，热甚则痤疮密布，寒者自寒，阳在上不能交于阴，阴在下不能交于阳，格拒不交。实为一组寒热错杂，升降失调，阴阳失衡的证候。《素问·至真要大论》曰："寒者热之，热者寒之。"《神农本草经》曰："疗寒以热药，疗热以寒药。"赵老师深谙寒热错杂，气机失调之病机，采用寒温并用，辛开苦降，清上温下法，和调一身之阴阳而效。

方义分析：栀子苦寒，入三焦经，清降三焦之火；石膏甘大寒，《名医别录》谓其"除时气头痛身热，三焦大热，皮肤热"，《医学衷中参西录》谓其"凉而能散"，二药寒降逆上之阳气。桂枝辛温，宣通一身之阳气。阴阳之交，枢机全在于胃，故复补胃家之虚，以为之斡旋。故用生姜、大枣、太子参补脾和胃，一调脾胃之阴阳，二调寒热之相逆。正如柯琴所说："用参、姜、大枣者，调既伤之脾胃，且以壮少阳之枢也。补脾胃以和中，上下得通，阴阳得位，益气以助其药之能也。"三者还可防栀子、石膏寒之太过伤脾胃。芍药引阴且可敛外泄之营阴，合桂枝为调营卫、和阴阳之基本结构。患者面部痤疮密布，大小不等，为阳盛于上太过，致热盛血瘀毒壅，故用紫草、黄芩、蒲公英清热泻火解毒。现代药理研究表明，紫草、黄芩对皮脂腺的分泌有调节作用。血分热盛，热盛血瘀，故用鸡血藤活血散瘀，疏通一身之脉络。川牛膝引血分之热下行。少阳为枢机之纽，故用青蒿和解少阳，苦辛而寒，清热透络。炙甘草调和诸药。诸药相伍，谨遵上热下寒，气机升降失调，阴阳失衡而遣方用药，寒温并用，清上温下，和调一身之阴阳，使寒去热清，失调之阴阳恢复平衡，12剂后，患者上热下寒症状痊愈，脸上的痤疮也有所消退。

经谓："胃中寒，肠中热，则胀而且泄；胃中热，肠中寒，则疾饥，小腹胀痛。"其前半节论浊气在上（寒气生浊），清气在下（热气生清），阴阳反作，上寒下热证，可用李东垣升清降浊众方；后半节论阴阳造偏，上热下寒证，有张仲景黄连汤诸法。《伤寒论》开寒温并用法先河，其黄连汤诸法之上热下寒属和解寒热，调和阴阳之则，与本案都值得我们去揣摩。如：腹中痛而表邪不除的上热下寒证，黄连汤清上温下，寒热格拒，食入即吐，兼见下利，干姜黄芩黄连人参汤清上温下；蛔虫内扰之上热下寒证，乌梅丸清上温下，安蛔止痛；正伤邪陷，正虚阳郁之上寒，麻黄升麻汤清上温下，扶正益阴，发越郁阳等，均为寒温并用治疗上热下寒证，其中之妙，遂不一一阐述。

体会：上热下寒证之上下是言部位的上下，是一个相对的概念。吾师在正确把握疾病机制情况下，圆机活法，寒温并用而取得良效。对于类似的特殊病例，临床少见，吾师能师其法而不泥其方，值得我们总结归纳，学习揣摩其中的辨证立法之妙。这不失为一种学习的好方法，这也是吾师此医案的另一意义所在。

祛风法在中医外科临床应用心得

一、临床对风邪为病的认识

中医学认为，"风能激荡鼓动，其用属阳"，"在外鼓动五气而伤人，在内激荡脏腑之风而损身"。现代研究表明，外风所致的风证包括了多种急性传染病，过敏性疾病，感染性疾病；内风所致的风证包括了多种内分泌性疾病，关节疾病和神经系统疾病。

二、风邪为病的一般规律

《黄帝内经》曰："风为百疾之长。"其性清扬，来去无踪，急骤多变，常为外邪作用于人体之载体，是致病之先导。易侵犯人体的上部和肌表；易化热化燥，善行数变；易动摇震掉。

三、祛风法在中医外科中的运用

赵尚华教授在外科疾病的治疗上有丰富的经验。在对各种多形性皮损性疾病（如湿疹、银屑病等）；瘙痒性疾病；体表或头面部的各种急性感染性急病（如急性网状淋巴管炎等）以及一些急腹症的保守治疗（如急性胰腺炎）等有独到的见解。其认为在中医外科上若病变部位在上、在表，病势急骤善变，可见走窜、瘙痒、震掉等症状者即可从风论治。其对祛风的运用简练精到，效果显著。今有幸侍师于旁，每得其面命耳授，似有感悟，故录其精微，浅析其要，与同道共享。

1. 凡是病变在头面、上部等皆可以诊断有风邪，便可用祛风之法。

2. 同一病，在不同部位其治法也有区别，在头面上，亦考虑风邪侵袭，治以祛风散邪。比如同为丹毒，若在腿部者，病因以湿热为主；而在头面为抱头火丹，其病因以风热为主。

3. 有瘙痒症状者，特别是干性瘙痒，可辨证为有风邪侵袭，亦可用祛风法。

4. 风性激荡鼓动，"既动即是风"，因此，在外科疾病中，若伴有四肢、筋脉、肌肉不随意抽动，挛变、震颤、强直等症状，则可认为有风动证，宜息风止动。

5.《素问·疟论》曰："风者阳气也。"故其侵袭人体时有善动走窜的特点，故外科中病变在体表，或头面部者；或病势急剧善变，蔓延走窜，此起彼者，均可诊断有风证。治疗中易配合祛风之法。比如赤白游风、内发丹毒、豆风疮、小儿赤游丹等。

中医理论体系的主要特点是辨证论治和整体观念。在中医外科的临床上：有是证，用是药，只要有风证便可用祛风法。然而在临床上风证常不是单独存在的，常与其他证夹杂，或为主证，或为辅证。要注意在中医外科上祛风法的灵活运用。在治疗上或以祛风为主，或以祛风为辅，往往会收到独特的疗效。

结语：了解风邪致病的一般规律是我们认识风证的基础，是我们临床判断感受风邪的重要依据。然而随着医疗实践的发展和医学理论的提高，一方面我们应该看到四时的不同气候变化可影响自然界微生物生长繁殖的媒介，以及机体的防御能力。另一方面，我们不能把"风邪"只看成是单纯的物理性致病因素，而应看成是包括致病因素在内的，同时又是一种对临床证候特性，进行辨证论治而形成的概念。因此，在临床上，我们更多的是通过对风证的特点进行辨证分析，来推断病因，从而采取相应的治疗方法。

中 篇

医理阐释和医案拾萃

乳腺病

乳痈

粉刺性乳痈是中医病名，西医称浆细胞性乳腺炎，是一种以乳腺导管扩张，浆细胞浸润为病变基础的慢性非细菌性感染的乳腺化脓性疾病。其特点是多在非哺乳期或非妊娠期发病，临床表现常有乳头凹陷或溢液。初起肿块多位于乳晕部，化脓溃破后脓中夹有脂质样物质，易反复发作，形成瘘管，经久难愈，全身炎症反应较轻。浆细胞性乳腺炎不同于一般的哺乳期化脓性乳腺炎，很多人不认识这种病，把它误认为一般细菌感染，或误诊为乳腺结核，最可怕的是误诊为乳腺癌，误切乳房。

现代研究认为浆细胞性乳腺炎的发生与乳头发育不良有关，像乳头内翻、乳头分裂等，内翻的乳头成为藏污纳垢的地方，藏有粉刺样东西，有时还会有异味。乳头畸形也必然造成导管的扭曲、变形，异管阻塞，导管内容物为脂性物质，侵蚀管壁造成外溢，引起化学性炎症，大量淋巴细胞、浆细胞反应，形成小的炎性包块。中医认为本病的病机是素有乳头凹陷畸形，乳络不畅。因情志抑郁，肝气失疏，气血瘀滞，经络阻塞。聚结成块，郁蒸腐肉酿脓而成，溃后容易成瘘。若气郁化火，迫血妄行，可致乳头溢血。本病在临床上并不少见，约占乳腺疾病的 10%，但本病反复发作，瘘管形成长久不愈，有人可长达十几年。吾师在治疗时用药精到，效果斐然，现举一例与同道探讨。

牛某，女，15 岁，太原人。初诊：2014 年 11 月 25 日。右乳下方肿痛四月余。2014 年 7 月患者发现右乳溢液，患处焮红发热，之后形成脓肿，摸之有波动感。10 月 9 日，在山西省人民医院进行手术排脓。术后 1 个月发现患处又形成脓肿，不愿再次进行手术，遂来我院就诊。现症：右乳乳头凹陷，下部脓肿已成，不发热，月经不调，纳可，睡眠可。

辨证：气血不足，余毒未清。

治法：补益气血，托里透脓。

处方：黄芪 30g，当归 10g，党参 10g，熟地黄 10g，白芍 10g，川芎 10g，炒白术 10g，皂角刺 10g，炮甲珠 3g，甘草 6g。6 剂，每日 1 剂，早、晚分服。

2014 年 12 月 11 日二诊：服上药后，原脓肿溃破。现右乳下无脓肿，疼痛缓解，不发热，疮口未收。舌红苔白，脉细数。处方：上方继服，去皂角刺、炮甲珠，加蒲公英 30g，6 剂。每日 1 剂，早、晚分服。

2014 年 12 月 11 日三诊：服上药后患者疮口已愈，周围无化脓，无触痛，月经两月一行。舌红苔白，脉细。处方：11 月 25 日方去皂角刺、炮甲珠、炒白术，加金银花 30g，蒲公英 30g，茯苓 10g，香附 10g。6 剂，每日 1 剂，早、晚分服。患者术后服药 18 剂，右乳下脓肿消散，疮口已收，疼痛消除。吾师仅用半月就消除了患者 5 月余的苦楚，其后在此基础上给患者调理善后。

按语： 浆细胞性乳腺炎的误诊率较高，所以我们在查体后，还需要借助实验室检查和物理检查，例如：B 超、钼靶、乳头溢液涂片等，确诊后可以帮助我们更好地治疗。该患者 1 个月前曾进行手术排脓，脓虽溃而正气已衰，现脓肿又成，却不能自行溃破，故当前之要务是透脓外出，缓解局部的疼痛，但又不可祛邪太过，伤及正气。一诊处方是托里透脓汤加减，黄芪为君，益气透脓；党参、炒白术为臣，补益脾气，扶正透脓，四物（当归、白芍、熟地黄、川芎）补血活血，补而不滞。在气血双补的基础上，给予炮甲珠 3g，皂角刺 10g，溃坚透脓，使脓透有出路。此外，遵守中病即止的大法，药物剂量合理。赵老善于借助人体本身的正气来达祛邪的目的，其法于自然，用药平常却浑然天成。

二诊时脓已溃破散尽，疼痛缓解，但乳房以通为顺，不通则痛，现仍有轻微痛感，表明余邪未清尽，需继续驱除余邪，才可使疮口生肌收口，不再成脓。故此时方用托里排脓汤加减，在补益气血的基础上，用金银花，蒲公英来清热解毒。三诊时上述各症均消失，现症见月经两月一行，"冲任为气血之海，上行则为经，下行则为乳"，可见气血仍未恢复，所以要坚持补益气血。一味香附来调理冲任气血，为日后调理月经做铺垫。该患者疗效斐然，我归纳有两点原因：一是患者年龄偏小，肾气逐渐充盛，机体恢复能力强，二是吾师分期准确，处方用药精到，使脓透而不伤正，收口敛肌而不留邪。

附：非哺乳期乳痈

祁某，女，49岁，教师，山西省原平市人。2013年3月28日初诊。主诉：左乳肿物疼痛5天。彩超提示：左乳腺多发囊性结节。右乳3点方向可见2个直径0.3cm无回声区，5点方向1.0cm×0.7cm，无回声区。2012年10月10日行甲状腺癌手术，11月化疗2个疗程，12月28日结束，放疗30次。耳鸣7~8年，停经3个月。苔白，脉细弦。证属肝胃热毒蕴结证。治宜清热解毒、活血散结。处方：金银花30g，王不留行10g，瓜蒌10g，黄芩10g，白花蛇舌草30g，柴胡10g，蒲公英30g，赤芍30g。

2013年4月4日二诊：左乳下方红肿有消，但仍有硬结未化，苔白，脉细弦。上方继服，去金银花、瓜蒌，加浙贝10g。

2013年4月11日三诊：红肿已消，但乳内有条形结节，触痛。颌下淋巴触痛，夜间口干。苔白，脉细缓。证属热毒渐清，气阴两伤证。治宜益气养阴，兼清余毒。处方：生黄芪30g，党参10g，当归10g，白芍10g，赤芍10g，王不留行10g，浙贝10g，香附10g，夏枯草30g，天冬10g，麦冬10g，金银花15g，甘草6g。6剂，水煎服，每日1剂，早、晚分服。

2013年5月18日四诊：乳房肿块已消散痊愈，口干，苔白，脉缓。继以上证，徐徐巩固疗效。处方：生黄芪30g，天冬10g，山萸肉10g，白芍10g，白英30g，香附10g，夏枯草18g，甘草6g。6剂，水煎服，每日1剂，早、晚分服。

按语：由于患者有甲状腺癌病史，本次彩超赵老亲自到影像科请教，排除癌转移可能。本例诊断为非哺乳期乳痈初期，为热毒郁结于乳络，气血凝滞。清热解毒则痛消，乳络通则肿消，故自拟芍药瓜蒌甘草汤加减。赤芍活血凉血，散瘀止痛，甘草清热解毒，共为君药。瓜蒌化痰消肿散结，蒲公英清热解毒，消痈散结，王不留行能行血脉，通乳络，为臣药。金银花为治痈之药药，白花蛇舌草苦寒，二药加强清热解毒消痈之力，柴胡、黄芩疏肝解郁清热，为佐使。二诊红肿有消而硬结难化，加浙贝化痰散结。三诊红肿已消，以圣愈汤合四妙汤加减，以益气和血，清解余毒。因乳内有条形结节，颌下淋巴结触痛，加浙贝、香附、夏枯草理气化痰散结，夜间口干，加天冬、麦冬以滋阴清热。赵老辨证准确，用药精当，故四诊时乳房肿块消散，遂转而调理甲状腺术后诸症，益气养阴，疏气化痰，兼以攻毒。赵老治疗本例辨病严谨，辨证灵活，疗效迅速，给我们以深深的启发。

乳癖

乳癖是乳房常见的一种疾病。它的特点是乳房内一侧或两侧有肿块，可活动，或痛或不痛，本病相当于现代医学的乳腺增生病和乳房纤维腺瘤疾病。现代医学认为乳腺增生病的发生与卵巢功能的失调有关，主要是黄体素分泌减少，雌激素的量相对的增多。乳房纤维瘤的发生与雌激素的刺激有密切关系，因此很少发生在月经来潮前和绝经后。

黄某，女，32岁，农民，山西祁县人，1978年4月12日初诊。1977年4月发现右乳内生一肿块，劳累后增大，不久左侧乳房内亦起一肿物，随月经有消长现象，经期恶心，头晕，乳房胀痛。肿块一年来渐增，经当地医院及我院门诊，诊断为乳腺增生病，建议手术治疗。患者暂拒绝手术治疗，要求先服中药治疗。查体：左侧乳房外上象限，有 4cm×5cm 大小的不规则可活动的肿物，右侧外上象限有 3cm×4cm 活动性肿物，质韧，隐痛，胸胁胀闷，食欲不振，苔薄白，脉弦细。

证型：肝郁痰凝证。

治法：疏肝理气，化痰散结。

处方：逍遥蒌贝散加减。当归 10g，白芍 15g，柴胡 10g，郁金 10g，白术 10g，香附 10g，瓜蒌 15g，贝母 10g，生牡蛎 15g，鳖甲 12g，赤芍 10g，红花 6g，陈皮 10g。6 剂，水煎服，每日 1 剂，早、晚分服。

服上药 6 剂后又来复诊，左侧乳块基本消失，只剩枣核大小，右侧乳房肿块明显缩小，质软，微痛，胸背部时而不适，上方继服 20 剂，患者症状消失而痊愈。1980 年 4 月随访未复发。

按语：由于乳头属足厥阴肝经，乳房属足阳明胃经，忧郁伤肝，思虑伤脾，痰湿不化，乳络阻滞，气郁血瘀，致使乳内结核。本病多有"其核随喜怒为消长"的特点，所以肝郁痰凝是本病的主要病机。部分患者的发病与青春期、绝经期、月经期以及生育流产等有一定关系，所以亦有兼因冲任失调的因素。方中柴胡疏肝解郁，疏散肝郁之气；当归、白芍养血柔肝，肝得条达，气顺则痰消；白术健脾祛湿，使运化有机则杜绝生痰之源；瓜蒌、贝母散结化痰；牡蛎软坚散结。诸药共奏疏肝理气、化痰散结之功。

乳腺钙化

乳癖是乳腺组织的既非炎症也非肿瘤的良性增生性疾病。其特点是单侧乳房疼痛并出现肿块，乳痛和肿块与月经周期及情志变化密切相关。往往经前疼痛加重，经后疼痛减轻或消失，有时整个月周期都疼痛，病程较长，发展缓慢。本病女性多发，近几年来发病率有年轻化的趋势。西医认为本病是内分泌障碍性疾病，一是体内女性激素代谢障碍，尤其是雌孕激素比例失调，使乳腺实质增生过度和复旧不全，乳房肿块可发生于单侧或双侧，大多数位于乳房的外上象限，肿块质地中等或质硬不坚，表面光滑或颗粒状，推之活动，边界不清，大多伴有压痛。肿块的形态和分布可分为：片块型，结节型，混合型和弥漫型。需引起注意的是乳腺增生钙化，它是指可以在乳房造影上看到钙沉淀物，分为两种，大钙化现象和微钙化现象，当成群微钙化大量出现时，表示有小肿瘤的可能，早期乳癌的征象是成簇样微小钙化。根据微小钙化形态、大小，数量和密集度等表现可反映病变性质和范围。吾师治疗一中年女性，成簇钙化点消失，效果斐然，现举此例，以供同道探讨。

李某，女，56岁，太原人。2013年12月19日初诊。患者乳腺疼痛半个月，苔白，有齿痕，脉数。49岁左右绝经。2013年12月12日彩超：右乳中及外上象限可见成簇钙化及潜钙化，左乳内上象限可见成簇钙化及潜钙化。BI - RADS分级：3～4级。患者因拒绝手术而来就诊。

证型：冲任失调证。

治法：调摄冲任，化瘀散结。

处方：①二仙汤加减。仙茅 10g，淫羊藿 10g，肉苁蓉 10g，蒲公英 30g，知母 10g，三棱 10g，莪术 10g，鹿角霜 10g，炙甘草 6g。6 剂，水煎服，每日 1 剂，早、晚分服。②龙宫莲胶囊 5 瓶，一次 3 粒，每日 3 次，开水送服。

2014 年 3 月 6 日二诊：上药加减治疗两月余。2013 年 12 月 18 日钼靶：乳腺钙化明显。苔白，脉细。处方：上方去三棱，加当归 10g，白芍 10g，枳壳 10g，浙贝 10g。12 剂，水煎服，每日 1 剂，早、晚分服。

2014 年 4 月 17 日三诊：上法加减治疗 4 月余，乳痛不甚，苔白，脉细。山西中医院第二中医院乳腺钼靶：双侧乳腺轻度增生。双侧乳腺内未见明显钙化。继续以调整冲任法，巩固疗效。

按语：本例患者年近六十，精气渐衰，百病自生。故治疗时补虚固本为主，调摄冲任。许叔微提出："阳明胃脉定生死，太阴肾脉为根蒂。"十分重视肾及肾中真火的重要性，处方用药方面，许氏戒用刚燥而力主温润之法，使能精中生气、气中生精。温润要分为两种：一是草木之味，二是血肉有情之品。许氏补肾方法大致分为：补肾益精法、暖补肾气法、温肾固肾法、温肾祛风湿法、补肾壮精法、温肾回阳法。李中梓认为："肾为脏腑之本，十二经脉之根，呼吸之本，三焦之源，而人之本位之始也，故曰先天之本在肾。"多位医家重视肾在人体中的作用。比如赵老以二仙汤调摄冲任，又因钙化点众多，加重了理气活血散结的力量，而且患者在今年 2 月份之前，一直服用汤剂和龙宫莲胶囊、逍遥蒌贝胶囊，今年 2 月份之后，坚持服中药汤剂和逍遥蒌贝胶囊，能有如此效果，与患者的坚持密不可分。

左乳腺癌术后，右乳腺钙化

冯某，女，47 岁，山西岚县人。2016 年 7 月 26 日初诊。左乳腺浸润性导管癌术后 2 年，间断性疼痛感。7 月 16 日钼靶检查提示：右乳簇状钙化。BI－RADS 分级：3 级。肿瘤标记物均正常。舌质淡，苔薄白，脉缓。

辨证：冲任失调。

治法：调理冲任，活血散结。

处方：仙茅 10g，淫羊藿 10g，肉苁蓉 10g，巴戟天 10g，蒲公英 30g，知母 10g，当归 10g，白芍 10g，鹿角霜 10g，莪术 6g，三棱 6g，甘草 6g。12 剂，水煎服，每日 1 剂，早、晚分服。

2016 年 8 月 9 日二诊：上药后疼痛缓解，舌质淡，苔白，脉细。上方继服，加神曲 10g。13 剂，水煎服，每日 1 剂，早、晚分服。

2016 年 8 月 23 日三诊：左乳癌术后 2 年，右乳结节偶有刺痛，簇状钙化，饮食、睡眠均正常，舌质淡，苔白，脉沉细。证属冲任失调、瘀血阻络，仍宜调理冲任、活血化瘀为治疗原则。

处方：仙茅 10g，淫羊藿 10g，肉苁蓉 10g，巴戟天 10g，蒲公英 30g，知母 10g，当归 10g，白芍 10g，鹿角霜 10g，莪术 6g，三棱 6g，香附 10g，神曲 10g，甘草 6g。13 剂，水煎服，每日 1 剂，早、晚分服。

2016年9月6日四诊：右乳不适感，偶有刺痛，较前好转，月经停半年余，饮食、睡眠好，苔白，脉缓。上方继服，加良姜10g，香附10g。13剂，水煎服，每日1剂，早、晚分服。

2016年10月11日五诊：右乳及腋下困乏不适，余均正常。上方继服，加良姜10g，香附10g，桃仁10g，红花10g。13剂，水煎服，每日1剂，早、晚分服。

2016年10月25日六诊：左乳癌术后复查各项生化指标均正常。乳腺钼靶检查提示：左乳术后，双乳散在几颗钙化点。BI-RADS分级：2级。舌质淡，苔白，脉缓。上方继服，加白英30g，生薏苡仁30g，去仙茅、三棱。6剂，水煎服，每日1剂，早、晚分服。巩固治疗后休息1周。

按语：中医治疗乳癖，多分肝郁痰凝和冲任失调。《素问·上古天真论》："任脉虚，太冲衰少，天癸竭，地道不通，故形坏而无子也。"《素问·阴阳应象大论》："年五十，体重，耳目不聪明矣；年六十，阳痿，气大衰，九窍不利，下虚上实，涕泣具出矣。"本例患者年近五旬，术后体虚，气血不足。故治疗时补虚固本为主，调摄冲任。赵老以二仙汤调摄冲任，又因患者左乳术后2年，右乳发现簇状钙化点众多，加重了理气活血散结的力量，3个月后簇状钙化消散明显，变为几颗，BI-RADS分级下降，收效明显。

乳痨

乳痨是一种慢性化脓性乳房疾病。发病率并不很高，但缠绵难愈，在临床上时可遇到。一般相当于现代医学"乳房结核"。

本病多因素体阴虚，肝郁气滞，脾失健运，痰浊内生，凝聚于乳中不化而成，郁久化热，成脓溃腐，久久不愈，气血更伤，至后期失治，亦有阴伤胃败者。现代医学认为乳房结核大多是结核杆菌血行传播的结果。原发病灶多为肺或肠系膜淋巴结核。

王某，女，30岁，太原河西人。1978年4月21日初诊，病已多年，左乳房内有多个结核，质硬而颇光滑，周围有粘连倾向，有两处破溃疤痕，疼痛。1977年经省级某医院病理检查确诊为"增质性结核"。全身伴有疲乏无力，食欲不振，月经前双侧乳房皆憋胀难受，苔薄白，脉弦细滑。

辨证：肝郁痰凝。

治法：理气解郁，化痰软坚。

处方：逍遥蒌贝散加减。当归12g，白芍10g，柴胡10g，茯苓10g，焦白术10g，香附10g，木香10g，瓜蒌10g，贝母10g，生牡蛎15g，神曲10g，甘草6g。水煎服，每日1剂，早、晚分服。

1978年5月15日二诊：上方继服12剂后，乳房结核疼痛消失，质软，精神好转，上方加百部10g，鳖甲30g。水煎服，每日1剂，早、晚分服。

1978年8月8日三诊：上方继服15剂后，乳房结块消失，无压痛，但在月经前双乳仍有憋胀感、腰痛，月经后延，四五十天一行。治宜逍遥散加龟甲、赤芍、丹参、川续断、桑寄生等调理善后，乳房结核临床治愈。

　　按语：本例患者证属肝郁痰凝证，伴全身乏力，食欲不振，横逆犯脾证；方中柴胡疏肝解郁；当归、白芍养血柔肝，气顺痰消；瓜蒌、贝母散结化痰；牡蛎软坚散结；方中还加用了白术、茯苓、神曲、木香等健脾祛湿药，使脾胃得以运化，杜绝生痰之源，服上药 15 剂后收效明显。

周围血管病

血栓闭塞性脉管炎

赵尚华教授在阳和汤治疗阴疽方面有独特见解。其认为中医方剂的运用不可故步自封，需要继承创新。他在阳和汤的组方原则上结合几十年的临床经验，缜密思考，拟方：阳和通脉汤，用于治疗脱疽，并在赵老主编的《中医外科方剂学》中公布。其书于112页明确记载，组成：炮附子10g，桂枝10g，麻黄8g，丹参30g，鸡血藤30g，川牛膝10g，红花10g，地龙10g，当归10g，赤芍10g，炮甲珠10g，甘草15g。用法：水煎服。功用：温阳散寒，活血通脉。主治：脉管炎、雷诺氏症等。症状为患处苍白冰冷疼痛，患肢沉重，间歇跛行，跗阳脉搏动减弱或消失者。阳和通脉汤共十一味药，本方组成后施汉章老师批评其刚燥太过，之后，赵老师加白芍10g，处方更加合理。

李某，男，41岁，山西太原人，2014年11月25日初诊。主诉：右下肢疼痛不适1年。

现病史：患者3年前右足第二趾疼痛，经微创手术搭桥后又口服药缓解，1周前自感疼痛加剧，渐见跛行，行走后小腿疼痛，麻木、发凉，夜间疼痛更甚，较常人怕冷，大便常稀薄不成形。

查体：右小腿皮色苍白，皮温低于左下肢，右足背动脉搏动消失。舌淡苔白，脉沉细弦。血管造影，右胫后动脉前段堵塞，右胫前动脉近端闭塞。

西医诊断：血栓闭塞性脉管炎微创手术后。中医诊断：脱疽（脉络寒凝证）。

治法：温阳活血，温经通脉。

处方：阳和通脉汤加减。桂枝10g，当归10g，白芍10g，炮附子10g，鸡血藤30g，蒲公英18g，地龙10g，川牛膝10g，五味子10g，炮甲珠10g，炒枣仁10g，甘草10g。6剂，水煎服，每日1剂，早、晚饭后1小时温服。6剂。

二诊：3剂后仍痛，但后三日未痛，效不更方，去五味子，加生龙骨30g，改制附片12g，患者不再疼痛。诸症缓解，共服汤药一月后改散剂巩固半年。

按语： 本例患者证属脉络寒凝证，治宜温通为主。方中炮附子大辛大热，峻补元阳、通血脉、暖脾胃，与桂枝辛甘温助阳散寒，流畅血脉配伍，治疗肾阳不足、命门火衰、肢冷脉微，二药合用为君。鸡血藤、地龙活血化瘀，共辅君药温通经脉；炮甲珠通经散结，直达病所；当归、芍药既通血脉，又养血柔筋，又制附子之燥热，并为佐药；甘草量大解毒，又能够调和诸药是为使药。全方共奏温元阳、破痼冷、通血脉、祛冷痛之功。寒重者，加鹿角霜、细辛；肌肉萎缩者，加党参、黄芪、苍术。诸药合用，温阳活血，散寒通滞。本方特点，以温通为主，辛散与温阳相辅相成，对治疗血栓闭塞脉管炎初期阴寒凝结证效果极佳。

血栓性静脉炎

血栓性静脉炎是指静脉内腔的炎症，同时伴有血栓形成。发生于浅层静脉者，临床上称为浅静脉炎，发生于深静脉炎者，称为深静脉炎。浅静脉炎的临床特点是：患处可触及索条状肿物，焮红疼痛。深静脉炎的临床特点是患肢增粗肿胀，行走劳累后肢体沉重，肿胀增加。浅静脉炎相当于中医之"青蛇毒"，深静脉炎相当于中医之"股肿"。常见证型主要有三：①湿热下注证，治以清热利湿，活血化瘀。②脾虚湿盛证，治以健脾渗湿，活血化瘀。③气滞血瘀证，治以疏肝理气，活血通络。其变证主要有肺栓塞、出血等，临床又以肺栓塞最为多见。肺栓塞是由于治疗静脉炎过程中血栓脱落，经血液循环到肺部而引起栓塞。

陈某，男，57 岁，农民。2010 年 8 月 4 日初诊。患者于 6 月 12 日因"左膝关节骨质增生"在某院行手术治疗，术后第 2 天出现左下肢肿胀，活动后加重，休息、抬高患肢后减轻。7 月 26 日左下肢肿胀明显加重，遂于 28 日入院治疗。入院时症状：左下肢广泛粗肿，皮色暗红，左下肢手肿压之凹陷，皮温略高，肌肉紧韧饱满，股三角区压痛（ + ），左膝关节屈曲受限，左下肢大腿比健侧肿 10cm，小腿中部较健侧肿 6cm，Homan 征（ + ）。精神可，纳可，二便调，舌质暗，苔黄腻，脉涩。双下肢彩超：左股静脉、大隐静脉入口处、股浅静脉入口处、腘静脉完全栓塞，左小隐静脉部分栓塞。诊断为左下肢深静脉血栓形成，属中医之股肿，湿热瘀阻证。住院给予"尿激酶""降纤酶"为主的药物疗法。7 月 29 日查凝血四项：①凝血酶原时间：17.2 秒。国际标准化比值：1.40。②活化部分凝血酶原时间：36.1 秒。③凝血酶时间：17.4 秒。④血浆纤维蛋白原：3.06g/L。

2010 年 8 月 4 日住院治疗 3 天后出现咳嗽、痰血。咳嗽不多，白痰，痰中带血，口干，白天左侧卧位时咳嗽甚，胸部刺痛；转侧困难，舌质紫，苔白，脉细滑。证属血栓性深静脉炎之变证，肺热伤络证。治以养阴清热，化痰止咳，兼以散瘀。处方：南沙参 12g，麦冬 10g，阿胶 10g，前胡 10g，杏仁 10g，鱼腥草 30g，黄芩 10g，丹参 18g，金银花 30g，三七粉 3g，干姜 6g，细辛 3g，五味子 10g，生薏苡仁 30g，甘草 3g。水煎服，每日 1剂，早、晚分服。

服药 1 周后，查凝血四项：①凝血酶原时间：15.4 秒。国际标准化比值：12.4。②活化部分凝血酶时间：30.9 秒。③凝血酶时间：20.6 秒。④血浆纤维蛋白原：2.3g/L。

2010 年 8 月 18 日二诊：上药 12 剂后，咳嗽、痰血有减，胸痛减，左下肢肿胀有消，但仍有肿胀，纳差，口干，大便干，舌质紫，苔白，脉细缓。上方继服加白花蛇舌草 30g，神曲 10g，砂仁 6g，藿香 6g，去金银花、干姜、细辛。6 剂，水煎服，每日 1剂，早、晚分服。

2010 年 8 月 19 日查胸部 CT：右肺下叶肺栓塞；右侧少量胸腔积液。上方加减，共服 20 余剂，胸痛止，咳嗽痰血症状消失，左下肢肿胀亦消退。8 月 30 日，胸部正侧位显示，两肺及心膈未见明显异常征象。患者出院。

2011 年年初，病人又出现胸痛、咳嗽，恐肺栓塞复发，复于我处就诊，诊为肋软骨炎，用中药调治痊愈。

按语：西医对于血栓性静脉炎的治疗方法，一般有手术治疗和溶解血栓法。溶解血栓法，常有的有三种方案：①抗凝疗法：虽不能溶解已形成的血栓，但可延长凝血时间，防止血栓的再形成，防止肺栓塞的发生。常用的药物：肝素、华法林、双香豆素等。②溶栓疗法：直接溶解已形成的血栓。常用的药物：尿激酶、链激酶等。③祛聚疗法：防止血小板凝集，常用作辅助疗法。常用的药物：右旋糖酐、阿司匹林等。运用西药治疗时，应严格监测凝血功能，以防出现出血征象。同时还应严密监测病情，以防止栓子脱落。中医对于血栓性静脉炎的治疗以活血化瘀为主，并根据临床具体证型随症加减。一旦出现肺栓塞则应该用中西医结合治疗，且中医的治疗有其特色。治疗时并不是单纯地强调活血化瘀，而是根据肺栓塞所表现的症状，给予理肺止咳化痰之品，从症状着手。必须注意的是，在治疗血栓性静脉炎时，无论是常证还是变证，都应注意通大便的问题。若大便秘结、干燥、不爽，用力怒责，则可能发生栓子的脱落。所以在治疗时必须保持大便通畅。

腹　痛

急性阑尾炎

　　急性阑尾炎是外科最常见的急腹症。发病率占住院病人的10%～15%，多见于青年人及中年人，男性病人约多于女性2倍。本病属于中医"肠痈"的范畴。《黄帝内经》中即有大肠痈、小肠痈主要症状的记载。《金匮要略》中总结出了肠痈辨证论治的基本规律，拟出了大黄牡丹皮汤等方剂，一直为后世所应用。到隋唐时期《诸病源候论》《千金方》等对肠痈病因、病机、证治的认识就更系统、更细致了。至明清时期更进一步积累了丰富的经验。为后人对阑尾炎进行辨证论治提供了有利的条件。

　　常见的病因有：①饮食不节，如暴饮暴食，嗜食生冷、油腻，损伤脾胃，导致肠胃功能紊乱，糟粕积滞，湿热内生。②寒温不适，由于外邪侵入肠中，寒则气凝，热则气散，致使气血运行失常，经络受阻，气滞血瘀，郁而化热，遂成痈脓。③七情所伤，郁怒忧思，易伤肝脾，而使气机不畅，血行滞涩，肠内痞塞不通，易生食积、痰凝，久则化热为患。④妇人产前，胎热内生；产后体虚多卧，瘀血不尽，均能阻碍气机，使肠道气血不得畅通。⑤饱食后急剧奔走或跌仆损伤，以致气滞血凝，使肠道运化失常，浊气壅遏成痈。总之，以上种种原因，均可损伤肠胃，运化失职，糟粕积滞，引起肠道气滞血瘀。气滞则腹痛，气逆则呕吐不欲食。瘀久则化热，热盛则肉腐。临床可见腹痛加重，大便燥结，小便短赤等表现，久热郁蒸，腐肉成脓，积郁肠道而成本病。

王某，女，30岁，山西汾阳人，1980年4月初诊，1周前患腹痛，某医院诊为阑尾炎，用抗生素等略缓解，今天上午，转移性右下腹疼痛、恶心、呕吐，吐出为胃内容物，伴寒热，全身不适，腰痛，大便干，小便黄。查体：患者发育正常，痛苦面容，内脏正常，腹部膨隆，妊娠六月，右下腹压痛明显；反跳痛不太明显，闭孔肌实验阳性。苔白腻，脉弦紧数。证属气滞血瘀，湿热蕴结之肠痈，治宜理气活血，清热解毒，兼护胎元。处方：大黄3g，丹皮10g，蒲公英30g，败酱草30g，党参10g，木香10g，川楝子10g，延胡索10g，当归10g，杜仲10g，砂仁10g，黄芩12g，甘草6g。2剂，水煎服，每日1剂，早、晚分服。同时肌注庆大霉素4万单位，日两次，此后患者症状明显缓解，腹痛减，腰痛止，可以下地走动。随后复查血常规恢复正常，5月9日痊愈出院。

按语： 妊娠期急性阑尾炎有发病率高，症状不典型，容易误诊，治疗困难的特点，手术治疗比较稳妥。本例尚属早期，但患者腰痛腰困，是胎气已伤的表现，所以我们在用药时以清热解毒为主，轻用行气活血之品，而选用黄芩既能清热，又可安胎，砂仁兼具理气安胎两种功能，杜仲补肾安胎。所以起到既能治病又能安胎的效果，病情缓解而安全。

宁某，女，17岁，山西太原人，1977年8月7日入院，住院号：7923。现症：右下腹疼痛一天，曾于5日因生食生冷瓜果后腹泻，日十余次，脓样便，伴有腹痛，经服合霉素治愈。7日早晨开始发现右下腹腹肌紧张，麦氏点压痛，无明显反跳痛，腰大肌试验阳性。血常规：白细胞$12100/mm^3$，中性81%，诊为急性阑尾炎。患者发热，体温38.6℃，舌质红，苔薄黄腻，脉滑数。证属湿热蕴结肠腑。治宜清热解毒为主，辅之活血利湿。处方：金银花30g，连翘15g，蒲公英30g，紫花地丁30g，败酱草30g，丹皮9g，大黄9g，冬瓜仁30g，赤芍9g，丹参9g，川楝子12g，木香9g，黄芩9g，生薏苡仁30g，甘草6g。水煎服，每日1剂，早、晚分服。

8月8日二诊：昨晚服上药1剂，局部疼痛减轻，体温下降，白细胞及中性粒细胞降至正常。8月9日，腹泻愈，腹痛轻微，麦氏点压痛轻微，无反跳痛，不欲多进食，苔白黄厚腻、脉弦，上方去冬瓜仁加神曲9g，山楂9g，藿香9g，陈皮9g。3剂后症状全部消失，于8月13日痊愈出院。

按语： 本例患者证属实证，湿热蕴结肠腑。方中大剂量的金银花、连翘、蒲公英、紫花地丁、败酱草、丹皮、黄芩、大黄等清热解毒药物，使得蕴结于肠腑中的实热得以倾泻；辅以冬瓜仁、赤芍、丹参、川楝子、木香、生薏苡仁等活血利湿药物，使得肠道内湿邪得以清利，上药相辅相成，收效极佳。

胆道蛔虫病

胆道蛔虫病是蛔虫钻入胆道而引起的肠蛔虫的严重并发症，是儿童和青壮年常见的急腹症之一。肠道蛔虫病大致相当于祖国医学中的"蛔厥"。现代医学以前多采取手术疗法，痛苦多，复发率高，现在多采用中西医结合非手术疗法，治愈率已达95%以上，只有严重并发症的患者，才考虑手术治疗。关于治疗方法，虽然很多，但原则一致，接近统一；但对辨证分型，尚未取得统一的意见。

蛔虫喜碱恶酸、有钻孔癖性。当肠道功能紊乱，肠内环境不适宜蛔虫生活时（如服驱蛔药计量不足，高热、胃酸减低、妊娠等），便向上盲动。此外，因胆道功能或器质性改变引起胆管下端括约肌松弛，也是造成蛔虫钻入胆管原因之一。

霍某，男，7岁，山西左权人，1977年1月12日入院。病史：阵发性右上腹绞痛4天。四日前突然发生右上腹疼痛，阵发性发作，绞痛增剧，疼时出汗、呕吐，夜间发作多，曾经在某医院住院治疗，服中西药不能治愈，三日无大便，小便好，曾服驱蛔灵10片，一日两次，服药后一直没有大便。过去健康，查体未发现阳性体征，诊为胆道蛔虫病。证属寒热错杂，虫积腹痛，治宜分解寒热，安蛔止痛。乌梅丸加减。处方：乌梅5枚，川楝子9g，黄柏4.5g，使君子9g，大黄4.5g，槟榔9g，川椒8g，当归9g，青皮6g，茵陈15g，芒硝1.5g。1月13日晚，患儿大便，排出蛔虫4～5条，腹痛止。1月14日痊愈出院。嘱其今后饭前饭后洗手，定期驱虫。

按语： 本案辨证准确，用乌梅丸方之意，以乌梅、使君子、川椒、川楝子，安蛔止痛；用大黄、芒硝，苦寒通便，以解寒热。使患儿大便通，蛔虫排出而取效。

胆石症和胆道感染

胆道结石是胆道系统中最常见的疾病，包括胆囊结石，胆总管结石和肝内胆管结石。一般与胆道感染有关。胆汁的淤积及胆固醇代谢失调为结石的主要原因，且往往是多种原因综合形成结石。胆囊结石是指发生胆囊内的结石所引起的疾病，随年龄增长，发病率也逐渐升高，女性明显多于男性，特整理一则胆结石验案。叙述如下：

付某，女，47岁，太原天地坛四巷人。2012年11月7日初诊，胆结石4年，患者2008年体检发现胆石，未经手术，今年7月17日体检报告显示：胆囊多发结石，最大约1.7cm。此外，患者亦有甲状腺结节，乳腺增生、子宫肌瘤、卵巢囊肿等疾病。苔白，脉沉细。辨证：肝胆湿热。治法：疏肝利胆，清热利湿。处方：①金钱草30g，茵陈10g，郁金10g，木香10g，清半夏10g，川厚朴10g，川楝子10g，蒲公英30g，虎杖10g，干姜10g，甘草6g。每日1剂，水煎服。②逍遥蒌贝胶囊10瓶，一次3粒，每日3次，口服。

2012年11月14日二诊：右上腹隐痛，向肩部放射。苔白，脉细。上方继服，加黄芩10g。水煎服。

2013 年 10 月 15 日三诊：患者自诉服上药到 2013 年 2 月份，身体情况良好，已半年多未在服药。今年 6 月体检：①血脂高；②胆囊多发结石，最大 1.0cm；③甲状腺右叶结节；④乳腺增生；⑤子宫肌瘤。此次因其他疾病前来求诊。

按语： 胆石证可参考中医学的"胁痛""黄疸"等辨证施治，病位在肝胆。《灵枢·经脉》："胆足少阳之脉，是动则病口苦，善太息，心胁痛，不能转侧。"湿热阻滞，肝胆气机失于通降，出现右胁痛、口苦、腹胀等症状，治疗当清热利肝胆，通降排石。方中运用金钱草、茵陈、郁金、鸡内金，以化石排石。鸡内金是家鸡的胃囊内壁，系消化器官，用于研磨食物，归脾、胃经，取类比象，鸡内金可化石，临床常用于治疗饮食积滞。川厚朴、川楝子下气除满，理气止痛；蒲公英、虎杖清利湿热。二诊加入黄芩，黄芩主入肺经，善清泻肺火，尤善清中上焦湿热，肝胆居于中焦，可清利肝胆之湿热，又因肺与大肠相表里，方用黄芩以清热通便。方中加入干姜，性热，以制约诸药苦寒败胃。全方寒温并用，在连续服药 4 个多月后，结石变化很大，溶解了近一半，疗效显著。在临床中胆石证病程治疗一般得一年到一年半，病程时间长，需要医师给患者鼓励，给其信心让其坚持治疗，方能收效。

泌尿系疾病

泌尿系结石

泌尿系结石是指肾、输尿管、膀胱、尿道等泌尿系统的结石，是一种有地区倾向性的常见病。属于中医"石淋""血淋""肾虚腰痛"等范围。中医认为"石淋""血淋"主要是肾气虚弱，膀胱气化失调，湿热蕴结下焦所致。肾与膀胱相表里，主水液代谢，肾气充盛，气化正常，则小便自利。又脾为水之堤防，堤防固，则水道利，每因过食肥甘酒热之品，或思虑过度，气结于中，致使脾虚湿盛。总之，不外因先天不足，或由后天失养，致肾气虚弱，脾运无权，气化失调，小便不利，污水杂质不能正常随尿排出体外。于是湿热蕴结，煎熬尿液，久而久之，杂质污浊聚而成石，则为石淋。如《类证治裁》所言："诸淋皆肾虚，膀胱生热，故水涩而不利也。"结石阻塞尿道，气血亦为阻滞，不能正常运行，凝聚一处，不通则痛，便会发生腰腹绞痛等症状。若遇过劳或结石活动，损伤脉络，或热盛伤络，迫血旺行则腰腹剧痛，辗转不安，尿中带血而为"血淋"。

现代医学认为，泌尿系结石的原因尚有待于继续研究。一般认为由于尿液是一种过饱和溶液。其中胶体和晶体维持相对平衡。如果营养不良，内分泌失调，细菌感染，尿路梗阻，代谢紊乱，尿路内异物存在或外伤等，均可破坏胶体和晶体平衡，而导致结石形成。概言之，结石形成的主要原因可以归纳为肾功能的变异或肾实质内有了局部损害。

王某，男，80岁，山西人。主诉：尿血1周。病史：2015年5月14日患者搬沙子后，于16日发现尿血，颜色鲜红。17日开始尿潴留，遂插尿管至今。患者自述曾尿出砂子样结石多粒，山大医院建议做手术，患者不同意。现症见下腹疼痛，排尿困难，尿出砂石，口干。查体：舌红，苔白，脉缓有力。

辨证：湿热型。

治法：清热利湿，通淋排石。

处方：柴翘五淋散加减。柴胡10g，连翘15g，五味子10g，云苓10g，赤芍10g，炒栀子10g，车前子10g，白芍10g，石韦10g，金银花30g，生地黄10g，牡丹皮8g，金钱草30g，海金沙10g，甘草6g。12剂，水煎服，每日1剂，早、晚分服。

2015年5月27日二诊：昨日拔尿管，药后小便日六七次，尿色淡，偶有血丝，下腹疼痛缓解，舌红，苔白，脉弦滑。上方继服，去生地黄，改丹皮10g，加三七粉3g。12剂，水煎服，每日1剂，早、晚分服。

2015年6月10日三诊：尿痛缓解，可尿出砂石，现无尿血，尿频，睡眠欠佳，舌红，苔白，脉滑。处方：上方继服，加滑石10g，去赤芍。药后尿血、尿痛明显改善，现体内虽有尿结石，但现在已不影响生活。

按语：泌尿系结石包括在中医"石淋""砂淋""血淋"等

疾病中。其病机是肾虚，膀胱气化失职，湿热蕴结下焦，灼炼津液而成。《巢氏诸病源候论》说："肾主水，水结则化为石，肾虚为热所乘，热则成淋。"实践中见到，或因多食肥甘酒热之品，或因情志抑郁，气滞不宣，或因肾虚气化不行而致湿热蕴结下焦，日积月累，灼炼津液，尿中杂质结为砂石，即"砂淋""石淋"。热结下焦，迫血妄行，则成"血淋"。若积石阻碍水道，通调失利，气血瘀滞，便会发生绞痛等症状。本病治疗大法：清热利湿，通淋化石。有肾虚者，则应着重补肾，佐以理气活血之品，气行则血行，有利于解除瘀滞，加强化石或推动结石下降。金钱草、海金沙、滑石、石韦、瞿麦、萹蓄之类多属于甘寒，都有利尿、通淋、清热之功。经试验证明，这些药物"有利尿和促进输尿管蠕动增强"的作用，所以有促进结石排出的效用，大黄苦寒泄热，利瘀破血，《神农本经》谓其有"推陈致新，通利水谷"的作用。张锡纯云："大黄味苦、气香、性凉、能入血分，破一切瘀血……其香窜透窍之力又兼利小便。"丹皮，苦辛微寒，有清热凉血，活血散瘀的功能。这两味药配合以上利尿诸药增强了清热活血、行瘀破结、推动结石下降功用，提高了排石率。我们治疗过程中，有6例病人单服以上中药即能排石，可见这些药物之间有协同作用，可以提高疗效，中医中药治疗尿路结石确有较好的疗效，致使病人避免了手术的痛苦，减少了复发的可能。

前列腺肥大

前列腺肥大是老年人常见病，临床上以排尿困难，尿频数，尿潴留为其主要症状。中医无此病名，但在"癃闭"一证中基本包括了前列腺肥大病。"闭"为新症，小便点滴不出，"癃"指久病，小便淋漓不畅，尿频量少。临床上一般合称"癃闭"。

前列腺肥大的原因，中医认为年过半百，阴气自半，阴阳失调，气滞血瘀，形成癥块是其病本。尿闭不通，多由饮食劳倦，脾气受伤，运化水湿功能失调；或外感湿热，下注膀胱，湿热阻滞，使三焦水液运化失常，膀胱气化不利是其标。

秦某，男，56岁，已婚，山西宁武人。1996年12月10日住院治疗。病史：小便不利四五月，今年8月发现小腹憋胀疼痛，尿急，尿频，曾在某医院检查，诊为前列腺肥大，服已烯雌酚，发现头晕不适，停药。又用青霉素、链霉素、康得灵等药长期治疗，未见明显好转，仍有尿急、尿频、小便不利，遂来住院治疗。入院后查血常规正常，前列腺大如乒乓球，不太硬、中央沟尚清楚。余正常。治以活血化瘀，清利小便之法，方用桃红四物汤加白茅根、茯苓皮、车前子等治疗2周，未效。

12月24日二诊：患者小便不利，夜间更甚，口苦咽干而不欲饮水，胃脘胀满，腰膝酸软无力，睡眠不佳，头晕，苔白，脉左弦右沉。证属阴虚血热，关门不利。治以滋肾通关，活血化瘀。处方：赤芍12g，白芍12g，红花10g，川牛膝10g，肉桂6g，知母10g，黄柏10g，生龙骨18g，生牡蛎18g。水煎服，每日1

剂,早、晚分服。

3 剂后小便不利减轻,9 剂后小便不利基本正常,白日小便自利,夜尿数次,便后稍觉不适。以六味地黄丸善后。于 1997 年 2 月 11 日痊愈出院。

按语: 古人云,口不渴而小便不利者,热在下焦血分也。宜用滋肾丸之类。本案取效的关键,即在使用了滋肾丸之意。活血化瘀,滋肾通关并用,使尿道通畅,气化正常,小便得利。可见若标本缓急处理不当,大法虽正确,取效也不易。

泌尿系感染

淋证是由于饮食不节,劳欲久病等致肾与膀胱气化失司,水道不利所引起的以小便频数短涩,淋漓刺痛,小腹拘急隐痛为主症的一类病症。包括西医各种泌尿生殖系统感染和非感染炎症刺激。一般认为,淋证的基本病机为湿热蕴结下焦,肾与膀胱气化不利。故治疗多采用清热利湿之法,以五苓散,八正散为常用方。吾在临床见习过程中,见导师用不同于此的方子治疗石淋和血淋混合型的患者取得疗效尚可,在此想总结一二学习应用。

王某,男,80 岁,山西人。主诉:尿血 1 周。病史:2015 年 5 月 14 日患者搬沙子后,于 16 日发现尿血,颜色鲜红。17 日开始尿潴留,遂插尿管至今。患者自述曾尿出砂粒样结石多粒,山大医院建议做手术,患者不同意。现诊见下腹疼痛,排尿困难,尿出砂石,口干。查体:舌红苔白,脉缓有力。山大一院彩超提示:前列腺 6.6cm×6.1cm×5.1cm。证型:湿热型。治法:清热利湿，通淋排石。处方：柴翘五淋散加减。柴胡10g，连翘15g，五味子10g，云苓10g，赤芍10g，炒栀子10g，车前子10g，白芍10g，石韦10g，金银花30g，生地黄10g，牡丹皮8g，金钱草30g，海金沙10g，甘草6g。12剂，水煎服，每日1剂，早、晚分服。

2015年5月27日二诊：昨日拔尿管，药后小便日六七次，尿色淡，偶有血丝，下腹疼痛缓解，舌红，苔白，脉弦滑。处方：上方继服，去生地黄，改丹皮10g，加三七粉3g。12剂，水煎服，每日1剂，早、晚分服。

2015年6月10日三诊：尿痛缓解，现无尿血，尿频，睡眠欠佳，舌红，苔白，脉滑。处方：上方继服，加滑石10g，去赤芍。药后尿血、尿痛明显改善，现体内虽有结石，但现在已不影响生活。

按语：患者虽然尿血，尿石，为湿热之象，但年事已高，加之口干，形体消瘦等症状，可知患者阴液已伤，故吾师底方是柴翘五淋散，益阴清热，通利三焦。在此基础上加金银花，石韦来增强清热利湿之力，加生地黄，牡丹皮来清热凉血，以缓解尿血，加金钱草，海金沙以利尿通淋排石。全方兼顾虚实两面，清热而不伤阴，滋阴而不留邪。二诊时，尿血缓解，故去生地黄，减丹皮，加三七粉来止血散瘀定痛，现代研究说其有增强免疫力之功。三诊时，血尿已消失，故减少清血分之药，现症见尿频故加滑石来清热利湿。柴翘五淋散（赵尚华经验方）：柴胡10g，连翘15g，五味子10g，云苓10g，赤芍10g，当归10g，栀子10g，甘草6g。用来治疗湿热下注、三焦壅滞、缠绵难愈之淋证。柴胡、连翘二药不仅解肌发表，而且有清热之力，云苓、栀子清热利湿，赤芍清血分之热，当归养血育阴，五味子补益肝肾津液，与柴胡相配，可防止滋阴不当而留湿邪。全方清利湿热与育阴并重，药与药之间的配伍，不仅依靠扎实的基础知识还有长期的临床经验，用药胆大而心细是吾师的特点之一。

甲状腺疾病

气瘿和肉瘿

气瘿相当于现代医学中的"单纯性甲状腺肿"和"甲状腺功能亢进症"。它们的共同特点是颈部瘿肿，往往遇喜则消，逢怒则长。本病多因地区水质和情志郁结所致。《诸病源候论》中引养生方说："诸山水黑土中，出泉流者，不可久居，常食令人作瘿病，动气增患。"说明瘿病的发生与地区水质有关。这和现代医学认为甲状腺素的原料——碘的缺乏引起本病的认识相仿。这一类瘿病多无全身症状。而另一类，多由于肝失条达，脾失健运，以致痰湿蕴结，或由肝肾阴虚、肝火上亢，灼津成痰所致者，多兼有全身症状，而且多见于女性患者。一般分为肝郁痰凝、肝郁胃热、阴虚肝旺三型。

肉瘿大致相当于现代医学的"甲状腺腺瘤"。它的特点是肉色不变，颈部起一卵圆形结肿，质韧光滑，随吞咽而上下移动。本病多因情志内伤，肝郁脾虚，痰湿蕴结，经络阻滞，气血瘀滞，结而不散，发为瘿瘤。本病多见于青年女性，在结喉附近有单个或多个瘿瘤，圆形或卵圆形，表面光滑，随吞咽而上下移动，按之不痛，一般无全身症状，或有胸闷或颈部憋胀感。证属

赵尚华临床经典医案集锦

肝郁气滞，痰湿凝结。治宜理气化痰，软坚散结。方用海藻玉壶汤加夏枯草、黄药子、郁金。局部质硬者，加玄参、生牡蛎、丹参、炮甲珠；阴虚不眠者，加生地黄、玄参、柏子仁；胸闷憋胀者，加桔梗、川贝。总之，瘿病中不论气瘿、肉瘿都与肝郁痰凝有密切关系。而治疗大法，必须从治肝入手，郁者宜疏，亢者宜平，热者宜清，虚者宜补。

郝某，女，32岁，2013年3月15日初诊。主诉：颈前肿大约半年。曾于2011年1月10日在忻州医院化验：FT$_4$ 25.6。现症：失眠，易出汗，无心慌及其他症状。触诊：甲状腺肿大，苔白，脉细。证属阴虚气滞，痰浊凝结。治宜养阴疏气，化痰散结。处方：海藻10g，海蛤粉15g，白芥子10g，白芍10g，当归10g，香附10g，夏枯草30g，沙参12g，炒枣仁10g，合欢花10g，生龙骨30g，生牡蛎30g。二诊：上方加减治疗，睡眠好转，已不出汗，近日口干，唾液多，苔白，脉细。继以海藻10g，海蛤粉18g，白芥子18g，昆布10g，半夏10g，陈皮10g，枳壳10g，莪术10g，香附10g，夏枯草15g。水煎服。

2011年8月13日三诊彩超：甲状腺回声不均匀，左甲状腺1.8cm×1.7cm，右甲状腺1.7cm×1.8cm。8月26日化验：FT$_3$（－），FT$_4$（－），TSH 5.473。触诊：颈前肿块大，无触痛，自觉无其他不适症状，苔白，脉细。上方改夏枯草30g，加丹参30g，去陈皮。

按语： 瘿病与情志内伤、饮食水土有关，气滞痰瘀互结于颈前。主要病位在肝、脾。《外科正宗瘿瘤》曰："夫人生瘿瘤之症非阴阳正气结肿，五脏瘀血、浊气、痰滞而成。"指出瘿瘤主要

60

由气、痰、瘀结而成。方用半夏、枳壳、陈皮、莪术、香附以燥湿化痰理气，海藻、海蛤粉、昆布以化痰软坚散结，白芥子专除皮里膜外之痰，沙参、夏枯草滋阴降火，清热散结。病久入络，多有瘀血存在，故加丹参活血化瘀，药症相洽，故有良效。

瘿痈

亚急性甲状腺炎，又称为肉芽性甲状腺炎、巨大细胞性甲状腺炎，以40～50岁女性多见，起病前1～3周常有病毒感染征象。甲状腺部出现疼痛和压痛，拒按，吞咽、咀嚼和转动颈部时疼痛，可向下颌、耳后、牙床和枕骨部放射，并且甲状腺呈现硬化性、弥漫性结节性肿大，病变可累及一侧或者两侧，肿块的大小、位置可能很快变化，有游走性和复发倾向，与周围的组织无粘连，能随吞咽上下移动。早期因甲状腺滤泡内大量甲状腺激素释放入血，可伴随甲亢表现；中期当激素耗竭，甲状腺实质未修复前，可转变为甲减表现，如果治疗及时，患者大多数可以得到完全恢复；变成永久性甲减者罕见。

升降散出自清代瘟疫学家杨栗山的《伤寒温疫条辨》，经过数百年的临床验证，确实对多种急性外感热病有比较好的疗效，并且临床上应用广泛。

升降散组成：僵蚕为君，味辛苦，性燥，能胜风除湿，化痰解郁；蝉蜕为臣，寒甘无毒，质轻则升，能祛风胜湿，清热解毒；姜黄为佐，味辛苦，性温，理血中之气，利肝胆而散郁；大黄为使，味苦，大寒，力猛善走下焦，深入血分可上下同行。四药配伍，升清降浊，寒温并用，一升一降，内外通达，气血调畅，共奏行气解郁、宣泄三焦之火邪。

申某，女，51岁，山西原平人，2015年10月9日初诊。主诉：舌头刺痛，灼热多天，咽部干，舌头易伤，灼热，眼睛干涩，模糊，轰热，停经一年多。查体：双侧颈部甲状腺结节，有触痛，苔白，脉细弦。证属冲任失调，虚火上炎。治宜调理冲任，育阴散火。

处方：肉苁蓉10g，淫羊藿10g，黄连10g，夏枯草15g，山萸肉10g，当归10g，白芍10g，五味子10g，生地黄18g，丹皮10g，炒栀子10g，熟地黄10g，菊花10g，知母10g，甘草6g。

2014年10月23日二诊：甲状腺触痛缓解，腰背困，不耐劳累，苔白，脉细。体检：双侧甲状腺触痛缓解；甲状腺结节，多发性，大者约1.2cm×1.0cm。上方继服，加化痰散结之品，蝉蜕10g，僵蚕10g，海藻10g，乌贼骨10g。水煎服，每日1剂，早、晚分服。

2014年11月20日三诊：上方加减24剂后，舌头刺痛轰热有减，甲状腺痛有减，眼睛干，苔白，脉沉。处方：僵蚕10g，蝉蜕10g，片姜黄6g，酒大黄3g，香附10g，夏枯草18g，乌贼骨10g，白芍10g，莪术10g，淫羊藿10g，肉苁蓉10g，板蓝根30g，甘草6g。水煎服，每日1剂，早、晚分服。之后诸症渐平而愈。

亚急性甲状腺炎，属于中医瘿痛范畴，多因风湿、风火客于肺胃，或者内有肝郁胃热，结热上壅夹痰，痰热凝滞于颈前而成。本病发作处于更年期阶段，伴随更年期轰热、汗出等一系列症状。《黄帝内经》云："女子七七任脉虚，太冲脉衰少，天癸竭，地道不通，故形坏而无子矣。"妇人平素劳累，天癸竭，易致肾气虚弱，外邪乘虚侵入，结聚于脏腑经络，导致气滞、血瘀、痰凝，日久化热而致病。故首方应用二仙汤加减法，二仙汤由仙茅、淫羊藿、知母、巴戟天、黄柏、当归组成，适用于冲任失调为主，后合清热解毒、理气化痰为治疗大法，患者属于肝肾阴虚于下，郁火邪伏于上，并且患者还有乳腺增生病史，故综合辨证论治，以升降散合二仙汤加减治疗。

《素问·举痛论》言："百病生于气也。"人体气血平和，五脏安定。而脏腑，又是气机升降出入之处，每一个脏腑都有可能发生气机逆乱失调的时候，肺的宣发肃降，肝的疏泄，有调畅全身气机的作用，脾胃为气机升降之枢纽，在肝升肺降之间制约平衡，对全身气机的升降调节起着关键的作用。《素问·六微旨大论》云："升降出入，无器不有。""非出入则无以生长壮老已，非升降则无以生长化收藏。"气的升降出入运动是人体生命活动的基本形式，"出入废则神机化灭，升降息则气立孤危"，气的逆乱失调则是影响人体生理的正常功能。人体的气是不断运动着并且具有很强活力的精微物质，以升降出入的方式运行于人体当中，激发着人体的各项生理活动。气之间的升降出入运动的协调平衡叫作气机条畅，当升者不能升，则必郁，郁久生热，是为郁热，故由此引发多种脏腑疾病，故《素问·至真要大论》曰："谨守病机，各司其属，有者求之，无者求之，盛者责之，虚者责之，必先五胜，疏其血气，令其调达，而致和平，此之谓也。"

按语：中医是一门很古老的学科，但也是不乏灵活性的一门学科，一个好的中医，不在于是否能总结出更多的中医理论，更重要的是能否在临床实践当中灵活运用中医理论并取得良好的疗效。赵老师强调本方应用调畅人体气机、上下通行的升降散，是结合整体辨证。老师经常告诉我们，临床看病，对于目前有把握的疾病，正常运用好现代理论，没有把握的疾病更要收集全四诊，全面辨证，选用有效的经验用方，才能不断发现精髓，不断进步。临床学习，自己要学会分析，觉得书中写得好的治法方药，要在临床上反复试用，取得效果，培养正确的临床思维方法。

甲状腺结节术后溃疡久不收口

牛某，女，59岁，2013年12月4日初诊。甲状腺结节术后半年。病程经过：2013年5月2日患者在山西医院行甲状腺结节手术，2013年5月9日出院诊断为桥本甲状腺炎，出院后1周左右伤口化脓，2013年11月7日入院手术，伤口愈合后，之后又成脓溃烂，有黄色脓液流出，11月25日入院手术。3天后，伤口溃烂流脓，故来求诊。现症：口干，饮食好，二便调，睡眠尚可，伤口处流黄色脓液，苔黄厚，脉细。

中医诊断：溃疡后期。证属气血不足，余毒未清。治宜补益气血，兼清余毒。

处方：生黄芪30g，党参10g，当归10g，炒白术10g，熟地黄10g，白芍10g，黄芩10g，金银花10g，生薏苡仁30g，甘草6g。6剂，水煎服，每日1剂，早、晚分服。

2013年12月11日二诊：创口较小，已无脓汁，吞咽时仍有疼痛，咳嗽，无痰，并未感冒，舌紫，苔白，脉缓。处方：上方继服，加麻黄 6g，杏仁 10g，地龙 10g，蝉蜕 10g。

2013 年 12 月 18 日三诊：伤口几近愈合，咽部干似冒烟，腰困，苔白，脉细。处方：上方继服：加麦冬 10g，丹皮 10g，五味子 10g。病遂愈。

按语： 患者因行甲状腺结节手术，术后反复化脓溃烂，曾行三次手术，但创口仍难愈合，这多为伤口经久不愈，脓血外泄，正气耗损，故用补益之法作为基本治则。即用补虚扶正的药物，使体内气血充足，以消除虚弱，恢复正气，助养新肉生长，使疮口早日愈合的治法。但补益之法也分益气、养血、滋阴、助阳，不可不经辨证。方中生黄芪、当归、熟地黄、白芍益气补血，党参、炒白术健脾胃，使气血生化有源。患者三次手术，反复化脓，脓液黄色，余毒未清，故用金银花、生薏苡仁清解余毒。辨证精准，故收效显著。二诊、三诊用药皆在补益气血、生肌收口的基础上随症治疗，加减化裁。另外，中医治疗疮疡除内治法外，还有外治法这一特色。在溃疡腐肉已脱，脓水将尽时，伤口不愈合可用生肌散、生肌玉红膏。生肌白玉膏偏于收口长皮。根据其病症的治疗阶段，病情的性质，以阴阳为辨证大法，灵活采用外治法，配合内治，使脾胃健壮，气血充足，内外并施，便能早日愈合。

甲亢和甲减

甲亢，即甲状腺功能亢进。本病主要是免疫失常和神经精神因素所导致的一种多系统综合征，从中医理论来说，甲亢的发病与情志和体质有直接的关系（也可以说与肝、肾、心、脾有直接的关系）。中医所说的情志因素是指：突然受到剧烈的精神创伤或长期思想忧郁，精神压抑、七情不遂而导致肝郁气滞，气郁化火，火随气窜，上攻于头，所以患者表现出急躁易怒、面红耳赤、口苦咽干、头晕、眼花等症状。

中医将本病归于"瘿瘤"范畴，其发病原因首先在于患者素体阴亏，肾阴不足，水不涵木，肝阴失敛。在此基础上，复遭情志失调，精神创伤。中医认识到情绪和精神因素对甲亢发生的影响。情志抑郁，肝失疏泄，气郁化火，若原来体质就是肝肾阴亏，则更易炼液成痰，壅滞经络，结于项下而成瘿。痰气凝聚于目，则眼球突出。

甲状腺功能减退症简称"甲减"，是较常见的内分泌疾病之一。其中原发性甲减多见，约占甲减的96%，是由甲状腺本身的病变引起的。本病在各年龄段均可发生，以女性居多。原发性甲减多属于中医"虚劳""水肿""溢饮"等范畴，临床以脾肾阳虚证为多见。近年来，随着发病率的提高，本病越来越引起临床医生的重视，许多甲减患者被早期发现，笔者根据文献和个人临证经验，认为单纯以"脾肾阳虚"不足以概括本病的病机，并提出本病当分初期肝郁、中期脾虚、后期肾虚三证辨证论治。

刘某，女，23岁，山西忻州人，1978年2月12日初诊。两年前发现性情急躁，眼球突出，甲状腺肿大，当地医院确诊为甲状腺功能亢进症。1977年11月加重，服用西药效果不明显，遂来就诊。症状：患者心悸气短，畏热多汗，善饥多食，大便多，急躁易怒，消瘦乏力，苔薄黄，脉弦细数。证属：肝郁胃热，阴液受损。治宜疏肝宁心，清热养阴。处方：①柴胡10g，黄芩10g，生石膏21g，石斛12g，玄参15g，麦冬10g，生龙骨15g，生牡蛎15g，当归10g，茯神10g，远志10g，黄药子15g。②夏枯草30g，海藻10g，昆布10g，黄芪24g，五味子10g，远志10g，生龙骨30g，生牡蛎30g，黄药子15g，当归10g，茯神10g。以上两方水煎服，交替服用。

4月26日二诊：上方服用两月余，体重增加，心慌气短消失，食欲、大便正常，突出的眼球基本恢复，轻度甲状腺肿大，性情急躁缓解。治宜疏肝解郁，软坚消瘿。处方：夏枯草15g，海藻12g，昆布10g，玄参10g，连翘12g，白芍10g，柴胡10g，生牡蛎10g，黄药子15g，丹参12g，炮甲珠10g。水煎服，12剂后，诸症遂安，嘱改服散结灵善后。

按语：本病多由情志失调，肝郁气滞或饮食偏嗜，胃内郁热，以致痰火积聚而成，治宜疏肝化痰、清热养阴为法。心悸失眠者，加远志、茯神、生龙骨、生牡蛎；消食善饥、大便干结者，加大黄，重用石膏、知母；眼突、手颤显著者，加钩藤、菊花、石决明；急躁易怒者，加栀子、丹皮；如经治疗，症状减轻而瘿肿不消者，可用桂枝茯苓丸等活血化瘀兼平肝理气之药。

亚急性甲状腺炎合并甲亢

亚急性甲状腺炎又称急性非化脓性甲状腺炎、病毒性甲状腺炎、肉芽肿性甲状腺炎或巨细胞甲状腺炎等，是甲状腺炎中比较常见的一种；甲状腺功能亢进症是由于甲状腺合成释放过多的甲状腺激素，造成机体代谢亢进和交感神经兴奋，引起心悸、出汗、进食多便次多和体重减少的症状。病因尚未完全阐明，就病史来看，亚甲炎发作前常有上呼吸道感染病史或腮腺炎病史，故可能与病毒感染或病毒产生变态反应有关；而甲亢可能和发炎、睡眠不足、精神压力大等因素有关，该病常常合并其他自身免疫病，如白癜风、脱发、1 型糖尿病等。患者多起病急骤，病情开始时多有头痛、咽喉痛、发热（38℃以上）、自汗盗汗。周身乏力；伴有甲亢症状者会有：心悸、气短、怕热、多汗、食欲亢进、消瘦、乏力、震颤、便次增多、神经紧张，易激动，甲状腺肿或肿大等全身不适的症状。女性可能有月经失调甚至闭经，男性可能有阳痿或乳房异常发育等。起病可急、可缓，病程长短不一，可持续数周至数月，也可至 1 ~ 2 年，常有复发。发病年龄一般在 20 ~ 60 岁，中年发病率高，女性多于男性。

西医药在亚甲炎上用的是：肾上腺皮质激素；消炎镇痛剂；免疫因子联合疗法。而甲亢的治疗主要是：抗甲状腺药物治疗；放射碘治疗；手术治疗。

中医认为本病多属实证、热证。病位在颈前结喉，与肝、脾关系密切。病因有外感内伤两种。病机主要责之外感风温、风火，肝郁胃热，气滞痰凝；侵入肺卫，致卫表不和而见恶寒、发热、出汗、咽干而痛、周身酸楚、怠倦乏力等；在内由于肝郁胃热，火毒上炎，气滞痰凝，阻塞经络发为瘿痛；结聚日久易致气血阻滞不畅，导致痰瘀毒邪互结，气郁化火，肝火上炎，扰乱心神可见心悸、心烦、肝阳上亢，阳亢风动可见双手颤抖、急躁易怒等；肝失疏泄，冲任失调，故女子可见月经不调，经量稀少等，若反复不愈，病程日久出现阴盛阳衰之症，如怕冷、神疲懒动、懒言、虚浮等症。中医将其分为风热痰凝、肝郁胃热、气滞痰凝。赵尚华教授在多年的临床中积累了丰富的经验，在亚甲炎合并甲亢这类疾病的治疗中有其独特的方法。

王某，女性，36 岁，山西岚县人。2015 年 2 月 6 日初诊。主诉：双侧甲状腺疼痛 10 余日。现症见右侧甲状腺疼痛较重，夜晚尤甚，至夜发热 38.4℃已持续一周，凌晨 2 点汗出较重。鼻塞，口干咽燥，全身肌肉酸痛，腰背痛，消瘦，近月体重减 10 斤，便秘 3～4 日一行。舌红苔白，脉弦细。检查 2015 年 2 月 4 日甲状腺彩超：①甲状腺炎；②颈部淋巴结肿。甲功：T_3 224↑，FT_3 10.1↑，FT_4 32.3↑ TSH 0.007↓，RT（-）。血沉：38mm/1h↑。诊断：瘿痛，风热痰凝、阴虚血瘀证。治宜清热解毒、养阴化瘀。处方：牛蒡子 10g，丹皮 10g，荆芥 10g，石斛 12g，夏枯草 30g，金银花 30g，板蓝根 30g，百部 15g，丹参 10g，黄芩 10g，鳖甲（先煎）30g，青蒿 10g，麦冬 10g，酒大黄 6g，甘草 6g。6 剂，水煎服，每日 1 剂，早、晚分服。

本例患者主要为外感风温、风火。风为阳邪，易袭阳位，火性炎上，夹痰蕴结，侵犯颈喉，以致局部经络阻塞，气血凝滞，形成肿胀结块疼痛；风温风火首先犯肺则鼻塞，发热；卫表不固则汗出；风热犯肺，肺热津伤，则口干咽燥；热盛汗出，津液耗伤，肠道失于濡润则便秘；筋骨肌肉失于濡养则肌肉酸疼腰背疼，消瘦；津血同源，津伤则血失滋养，故脉细。

该病发作期热毒盛而津伤重，故以清热解毒养阴生津为主。用牛蒡子、荆芥、金银花、板蓝根，疏风清热，解毒利咽；丹皮、丹参，活血化瘀，消肿止痛；青蒿、鳖甲、夏枯草，清虚热，除骨蒸，软坚散结消肿；石斛、麦冬、百部，养阴润肺，益肺生津，清虚除烦；酒大黄，清上焦血分热毒，泄热通便；甘草，补脾益气，清热解毒，缓急止痛，调和诸药。

2015 年 2 月 13 日二诊：昨日右侧甲状腺疼痛加重，午后夜间高热，高至 39.7℃，伴肌肉酸痛，汗出。口干，咽干减轻。大便质稀，每日 2～3 次。舌红，苔白，脉细。诊断：瘿痛，证属风热痰凝、阴虚血瘀。治宜清热养阴、化痰消肿。上方继服：加蝉蜕 10g，僵蚕 10g，白花蛇舌草 30g，改酒大黄 3g，去丹参、黄芩、百部。12 剂，水煎服，每日 1 剂，早、晚分服。

患者上药服后干咽减轻，故去百部；加蝉蜕，增强疏散风热，利咽开音之功。甲状腺疼痛加重，故用僵蚕以化痰散结，祛风止痛，增强止痛之效；发热仍重加白花蛇舌草增强清热解毒之用；大便质稀故去大黄，改酒大黄 3g，减轻泻下之力。

2015 年 2 月 25 日三诊：服上药后甲状腺肿大稍减，触痛减轻，发热已退一周余，头晕，偶有心慌，腰背酸困。舌红，苔白，脉细。诊断：风热痰凝，阴虚气滞。治宜清热养阴、理气化痰。处方：金银花 30g，白花蛇舌草 30g，板蓝根 30g，鳖甲（先煎）30g，夏枯草 18g，黄芪 18g，蝉蜕 10g，僵蚕 10g，片姜黄 10g，香附 10g，白芍 10g，酒大黄 3g，甘草 6g。12 剂，水煎服，每日 1 剂，早、晚分服。

服上药 12 剂后，患者发热已退，现头晕是因肝阳上亢，痰热仍蕴结颈部，阻滞气机而致，故用金银花、板蓝根、白花蛇舌草清热解毒；香附、姜黄补气升阳，解郁止痛，理气宽中；白芍敛阴止汗，平抑肝阳。津能生气，津液耗伤，气失所生致气虚，气阴两虚，心失所养故心慌，用鳖甲、夏枯草滋阴潜阳，散结消肿；黄芪健脾益气，生津养血；甘草补脾益气，清热解毒，调和诸药。

2015 年 3 月 20 日四诊：右侧甲状腺触及增大无明显不适，头晕，腰困，脱发，大便干，舌红，苔白，脉细。诊断：风热痰凝，阴虚气滞。治宜清热养阴、理气化痰为原则。上方继服，加川芎 10g，改黄芪 30g 继服。痰热蕴结颈喉，阴滞气血，不能上行，且津血同源，津伤血虚，使得毛发失养故脱发，用川芎活血行气，引血上行头目；气能行津，重用黄芪补气升阳，健脾益气，生津养血。

2015 年 5 月 15 日五诊：甲状腺无明显不适，头晕，咽干，胃中不适，乏力。无心慌，汗出手抖，未发热。饮食可，二便可。舌红苔白，脉细。甲功（－）。诊断：气阴两虚。治宜健脾养胃、养阴润肺。处方：北沙参 10g，麦冬 12g，白芍 10g，鳖甲（先煎）30g，藿香 10g，炒白术 10g，川芎 10g，砂仁（后煎）6g，天麻 10g，甘草 6g。6 剂，水煎服，每日 1 剂，早、晚分服。

患者服上药后甲状腺无不适感，甲状腺激素亦恢复正常。病处恢复期，故治法以健脾和胃养阴为主，以培补正气。咽干为肺胃阴伤之故，用北沙参、麦冬养阴润肺生津；鳖甲滋阴潜阳，软坚散结；胃中不适是脾胃运化不利所致；腰困、乏力是因脾失健运，湿邪困阻，阻滞气血，腰府失养所致。用广藿香、砂仁、炒白术，健脾和胃，行气化湿，益气温中；头晕乃是肝阳上亢，气血阻滞，失于濡养所致。故用白芍、天麻养血敛阴，平抑肝阳，祛风通络；川芎活血行气，引药上行头目；甘草补脾益气，调和诸药。

按语：这一案例患者经过治疗，症状体征消失，甲状腺功能正常，已达到了治愈的水平。

现代医学认为甲状腺激素是促进新陈代谢，促进机体氧化还原反应的重要激素，代谢亢进需要机体增加进食，胃肠活动增强，出现便次增多；虽然进食增多，但氧化反应增强，机体能量消耗增多，患者表现体重减少；产热增多变现怕热出汗，个别患者出现低热；甲状腺激素增多刺激交感神经兴奋，临床表现心悸，心动过速，失眠，对周围食物敏感，情绪波动，甚至焦虑，认为该病的发生主要与病毒感染有关，而中医药在抗病毒治疗有极大的优势。

中药认为该病的发生是感受热毒，素体阴虚；或肝郁气滞痰凝所致。在治疗该病的过程中不可过用清热解毒品之品，恐损伤胃气，当标本兼顾，固护正气。因此，运用整体观和辨证论治思想，因人而异进行治疗，能够取得理解和更新突出的效果。作为学生，要想实现对该病的机理及治疗有更深的理解和更新的认识，需要在今后的临床实践中不断积累学习。

皮肤病

银屑病

银屑病又称牛皮癣，是一种常见的慢性炎症性皮肤病，具有顽固性和复发性的特点。其皮损特征是起初出现红斑丘疹，表皮覆盖一层层银白鳞屑，皮肤干枯、脱屑结痂。有的皮损连成一片，状如地图；有的瘙痒，血迹斑斑，目不忍睹。其发病有明显的季节性，多数患者冬季加重，夏季缓解。发病率近年来呈明显升高趋势。

银屑病中医称白疕，是一种以红斑、丘疹、鳞屑损害为主要表现的慢性皮肤病。好发于青壮年，皮损具有红斑、鳞屑、露滴样出血的特点，一般不难诊断。中医认为银屑病为禀素血热，或外感六淫，侵袭肌肤；或心绪烦扰，七情内伤；或过食辛辣，饮食不节，使血热内蕴，外壅肌肤而成。

马某，男，18岁，太原人，2007年3月14日初诊，患者一月前出现全身红色丘疹，在门诊注射5次曲安奈德后，全身皮肤浮肿，潮红一周，无发热，无关节肿痛，痒不甚，苔白，脉浮。证属血热证。治法当清热、凉血、攻毒。处方：犀角地黄汤加减。槐花30g，赤芍15g，生地黄30g，丹皮30g，地龙10g，金银花 30g，生薏苡仁 30g，土茯苓 30g，白花蛇舌草 30g，鱼腥草 30g，水牛角 30g，乌蛇 10g，蝉蜕 10g，甘草 6g。6 剂，水煎服。每日 1 剂，早、晚分服。

2007 年 3 月 21 日二诊：上药服后一周，全身颜色减轻，浮肿消退，痒退，苔白，脉缓。处方：白芍 10g，槐花 30g，当归 12g，赤芍 10g，生地黄 18g，金银花 30g，白花蛇舌草 30g，生薏苡仁 18g，乌蛇 10g，蝉蜕 10g，防风 10g，甘草 10g。6 剂，水煎服。每日 1 剂，早、晚分服，以善后巩固。

按语：银屑病为皮肤病中常见的，久治不愈的顽疾之一。多血热，易出现湿热化毒证；本病例方中用犀角地黄汤加槐花、金银花、白花蛇舌草来清热解毒凉血，土茯苓、生薏苡仁、鱼腥草清热解毒除湿，以消全身浮肿，再辅以乌蛇、蝉蜕、防风祛风通络以止痒。赵老在辨证论治中依据大量脱屑的症状是毒邪攻袭难治的根源，当加用大量的土茯苓、白花蛇舌草、生薏苡仁、鱼腥草等药攻袭毒邪，取效显著。

杜某，男，46 岁，患银屑病 20 余年。反复发作。一年前又发作，加重 5 个月，发作时可见全身红色丘疹，融合成斑块，表面覆盖银白色鳞屑，刮之层层剥落，露出潮红色膜状基底，自己服用强的松 4 片，症状减轻。现症：躯干、四肢红斑均消失，前臂上红斑大片消退，下肢斑点也均消失，但头面部布满皮损，瘙痒难忍，舌淡苔白，脉细滑。诊断：银屑病。辨证：血虚风燥。治用养血清热，祛风解毒。处方（赵尚华经验方）：当归 12g，赤芍 10g，大生地黄 10g，川芎 12g，荆芥 10g，防风 10g，蝉蜕 6g，土茯苓 30g，槐花 10g，僵蚕 10g，地龙 10g，半边莲 30g，白花蛇舌草30g，生薏苡仁30g，甘草6g。上方服用6剂，全身症状减轻，头部皮损消退。

按语： 风为阳邪，具有升发、向上、向外的特点，常犯头面等人体上部阳经和肌表。所以《素问·太阴阳明论》曰："犯贼风虚邪者，阳受之。"临床银屑病病机总由营血亏虚，肌肤失于濡养而成。然发于人体躯干者多有气郁、火郁；发于下部者多有湿热、寒湿。发于人体上部者多有风热。方用土茯苓、槐花、生地黄、半边莲、白花蛇舌草、生薏苡仁来凉血解毒。然血虚多生风燥，且患者现以头面部病变为主，故多用祛风药，如荆芥、防风、蝉蜕、僵蚕可祛风透邪。

脂膜炎

恶核，是发生在皮下脂肪层有炎性浸润的一种皮下脂肪组织疾病。以多发性对称性群集的皮下脂肪层炎性硬结成斑块，伴反复发热，愈后皮肤呈萎缩性凹陷并可损害内脏为临床特征。本病较少见，可发生于婴儿到老年的任何年龄，但以30～50岁的妇女为多，恶核相当于西医所指结节性脂膜炎，是一种病因未明的皮下组织血管发生应变性血管炎，继发脂肪细胞坏死的疾病。另有学者称本病为"血凝结节症""皮中结核""没核丹"等

本病病机总由热毒阻络，气滞血瘀，临床以皮下结节为主要症状，皮损发生前后或同时，绝大多数有低热，不规则热或高热，还可伴神疲乏力，胃纳不香，恶心呕吐，肌肉和关节酸痛等，本病较少侵犯内脏脂肪，一旦累及，则预后严重。

徐某，女，40岁，山西原平市人，2012年9月19日初诊。症状：双臂硬结，色暗，疼痛缓解，身有疤痕两年，经北京协和医院诊治7月余诊为脂膜炎，空军总医院病检：符合血管炎，脂膜炎。服药后，劳困、多梦，局部皮肤硬结，背部有两枚结节，色暗，硬结。苔白质紫，脉沉细。病人面色萎黄，神情颇为紧张。证候分析：患者来诊时，已属脂膜炎后期，皮里结核暗红，坚硬，舌质紫，久病入血，久病伤肾，故证属肾阳虚损，痰瘀互结。治法：扶正托毒，软坚散结。

处方：肉苁蓉10g，巴戟天10g，肉桂6g，僵蚕10g，蝉蜕10g，片姜黄10g，酒大黄3g，莪术10g，地龙10g，浙贝10g，生牡蛎30g，川芎10g，生黄芪30g，甘草6g。

2012年9月26日二诊：肘部结节今年发，可触及，有痛感，服上药后无不适，月经准，量多，苔白质紫，脉沉。处方：上方继服，加当归10g，白芍10g。

2012年10月10日三诊：患处疼痛消失，肤色有红，晨起干呕，反酸水。处方：上方继服，加丹参30g，砂仁6g。之后加减治疗而愈。

按语：本病多系热毒阻络，痰热蕴结，气滞血瘀所致，治疗以清热解毒，活血化瘀通络，软坚散结为法。但本例已经国内权威机构长期治疗，身热得解，但久病入络，久病伤肾，重用温肾活血化痰散结之剂，随症加减，最终取效。以避免其迁回，久病引发内脏剧变，是可取之法。

斑秃

油风，俗名"咬发癣""鬼剃头"，生于头部，呈局限性脱发，严重者可发展成全秃。又因头发突然成斑片脱落，故亦称斑秃。油风乃因血虚，不能随气荣养肌肤，风热乘虚上攻，使毛发失养所致；或由久病、产后过食辛热药物导致肝血肾精亏损。盖发为血之余，肾之华在发，故肝肾亏损能使毛发脱落。现代医学亦称本病为斑秃。其病因至今尚未定论，一般认为可能与神经系统功能失调有关。

王某，女，36岁，河北唐县人，1978年3月30日入院。病史：斑状脱发1年。1977年3月原因不明的小块状圆形脱发，不痛不痒。经某医院某皮肤科诊治，服胱氨酸、维生素B_6、维生素B_{12}、谷维素等治疗，效果不佳。脱发呈进行性发展，一块块脱落，然后向四周扩展。之后又经某医院皮肤科治疗，用巴氏合剂、冬眠灵等药物，亦未能控制发展。外用药亦已多用。诸如辣椒酊、斑蝥酊、生半夏、生姜酊等均未取效。于是来我院治疗。现症：患处皮肤光滑，无痂痕，柔软，无滋生的毳毛，诊断为：斑秃。患者全身伴有手足心发热，嗜睡多梦，情绪急躁，苔白质紫，脉弦细略数。证属血虚风盛，治宜养血祛风，活血生发。处方：当归15g，川芎6g，生白芍15g，熟地黄15g，羌活9g，鸡血藤30g，木瓜10g，菟丝子21g。水煎服，每日1剂，早、晚分服。

外用梅花针叩击患部，隔日1次。治疗至4月24日，患处开始发现新生的白色毳毛，但脱发继续缓慢扩散。全身症状不明显，唯嗜睡、舌质紫不变。上方加补肾之品：何首乌 30g，黑芝麻 30g，桑枝 30g，红花 10g。水煎服，每日 1 剂，早、晚分服。之后脱发减少，新发渐多，渐粗，渐渐变黑。至 6 月 13 日，新发已长全，乌黑油亮，以后改用首乌生发丸，巩固治疗。1980 年 4 月随访，患者的头发较前更觉黑而亮，生长良好。

冯某，女，15 岁，山西人，2005 年 11 月 27 日来诊。患者为初一学生，因临近考试，学习生活比较紧张，睡眠欠佳，一星期前头上开始出现小块状、圆形脱发，不痛不痒。查体：发育营养好，头部的脱发病灶多达六七处。患处皮肤光滑，无瘢痕，柔软，无滋生的细毳毛，同时伴有手足心热，情绪急躁，苔白，脉细。诊断：斑秃（油风）。辨证：血虚风胜，发枯失养。治以养血祛风，活血生发。处方：①赵尚华经验方：当归 10g，赤芍 10g，白芍 10g，川芎 12g，熟地黄 10g，羌活 10g，天麻 10g，制首乌 10g，木瓜 10g，黑芝麻 6g，甘草 6g。②用梅花针叩击患部，隔日 1 次。经过 1 个月的治疗，患处开始新生白色毳毛。上方续用，3 个月后新发长出。

按语：正如明清间冯楚瞻所分析："发乃血之余，焦枯者，血不足也；忽然脱落，头皮多痒，须眉并落者，乃血热生风，风木动摇之象也。"患者由于学习紧张，过于思虑，耗伤气血，导致血虚不能随气荣养肌肤，风热乘虚上攻，使毛发失养。故方用当归、赤白芍、熟地黄、养血活血；配以制首乌、黑芝麻等补肾益精血以助生发；用羌活、川芎、天麻、木瓜来通络祛风息风以止脱。

结节性红斑

结节性红斑是一种发生于下肢的常见的结节性皮肤病。多见于青年、儿童，尤其以青年女性为多，好发于春、秋两季。中医无此病名，但一般认为可属于湿热下注、气滞血瘀的范畴。有人认为与"瓜藤缠"相似，但实际并非同一种病。

本病多在其他疾病中同时伴发，或因素体阴虚，患瘰疬、痰核，又受湿热之邪，下注胫足，阻滞经络而成；或因风湿痹证、乳蛾、牙痛等症，邪毒不能及时外透，而湿热下注，延为此证。现代医学对本病的原因尚未明了。根据临床表现一般认为可能是以免疫反应为基础的一种皮肤血管炎症性疾病。

崔某，男，15岁，学生，山西太原人。1979年2月12日初诊。症状：左下肢膝踝关节周围，起红斑结节，踝关节肿胀疼痛，足背亦有散在的红斑，疼痛，压痛明显，行走困难，饮食正常，睡眠及二便尚可，舌质红，苔白厚略腻，脉弦滑略数。血沉：20mm/h，抗"O"试验1：400（阳性）。诊断为结节性红斑，证属湿热下注，经络凝滞。治宜清热利湿，疏风活络。处方：忍冬藤30g，石膏15g，防己10g，黄芩6g，川牛膝10g，生薏苡仁15g，威灵仙6g，秦艽10g，千年健10g，五加皮10g，车前子10g。水煎服，每日1剂，早、晚分服。

2月15日二诊：服上药2剂后，红斑渐消，肿痛减轻，但足底部仍痛，跑步困难。效不更方。上方去车前子，加海风藤10g，继服。16剂后痊愈。

吴某，女，24 岁，山东吴城人，1977 年 5 月 18 日入院。病史：双腿起红斑，困痛无力 1 年余，1976 年 4 月患牙周炎，接着双膝关节周围发起红斑，肿痛，血沉 30mm/h，经西药消炎痛、强的松等治疗红斑消失。血沉仍快，坚持上班工作。1977 年 3 月底，双小腿满布红斑，肿痛，抗"O"试验 1：800，诊断为结节性红斑。服中药治疗，症状减轻而未愈。患者两膝疼痛，两腿红斑肿痛，此起彼消，疲困无力，下午发热，饮食、睡眠、二便尚调。苔薄白，脉滑数。此为风、湿、热三邪侵袭肌腠关节之证。治宜清热化湿，活血散风，辅以养阴。方用白虎加苍术汤加减十余剂，不仅未见好转，反见红斑继续发生。细思其病，虽然红斑疼痛，属热无疑，但其位居胫足下部，斑消紫黯不散，其属寒属湿的成分亦有。丹溪上中下通用痛风汤可通治有寒、有湿、有热、有痰、有血瘀之痛风。与本病之机颇合。故于 6 月 7 日改用其方加减。

处方：苍术 12g，黄柏 10g，川牛膝 10g，桂枝 6g，防己 9g，威灵仙 10g，桃仁 10g，红花 10g，龙胆草 10g，羌活 10g，白芷 10g，川芎 10g，神曲 10g。水煎服，每日 1 剂，早、晚分服。6 剂后红斑全消，只留小腿困重，直到 7 月 1 日以前未见反复，病情逐渐平稳，痊愈出院。

按语：崔某案，结节性红斑属于常见之风湿热瘀阻下肢而成，用常法顺利取效。而吴某案，则病有变化，有寒湿之象，故久用常法治之不愈，而用丹溪之法取效。可见临床上不能只辨病不辨证，而必须用辨证施治之法。

过敏性紫癜

过敏性紫癜，是紫癜的一种类型。在小儿中占三分之一，在成人中约二分之一，合并有肾炎的病变。少数可发展为慢性肾功能衰竭。现在认为紫癜肾是多种免疫复合物肾炎，属于第Ⅲ型。有的肾移植后，移植进去的肾又可能发生肾炎。本病与中医的葡萄疫相类似。

陈某，男，16岁，山西原平人，1997年5月14日初诊。双下肢紫癜4个月，使用强的松治疗，每日1片，食欲差，眼干、口干、腰困，大便2~3日一行。检查尿蛋白2+，潜血1+，偶见透明管型，脉细滑，苔黄舌胖。证属气阴两虚，血热妄行，治法当益气养阴，凉血解毒。处方：生黄芪15g，麦冬10g，天花粉10g，大生地黄15g，丹皮10g，三七粉3g，金银花30g，白花蛇舌草30g，紫花地丁30g，生薏苡仁30g，车前子10g，甘草梢6g。上方加减18剂后，紫癜消失，尿蛋白（－），潜血（＋），舌边刺痛，仍有干渴，苔黄，脉小。继用上方加减治疗。

1997年7月16日二诊：紫癜消失，尿蛋白（±）。近一周来饮食欠佳，便干，口干，紫癜未发作，停用强的松，苔白，脉小滑。血压105/70mmHg，上方减量继服。

1997年10月1日三诊：上方服后症状好转，逐渐改为2~3天一剂，症状稳定，精神好，尿化验（－），感冒后偶有潜血（＋），很快缓解，至今痊愈。

按语：紫癜与中医"斑毒病""葡萄疫"类似。中医认为以凉血清热，疏风利湿，健脾益气，养血止血为治。当湿热毒盛，内攻脏腑，营血耗伤，气血两亏，累及于肾时，我们观察多有气阴两虚、血热之证候。本病例多见疲乏，是气虚证；口干、眼干、便秘为阴虚证。所以，益气养阴、凉血解毒是治疗大法。常用药如生黄芪、大生地黄、丹皮、赤芍、白芍、麦冬、金银花、白花蛇舌草、生薏苡仁、车前子，以益气养阴、清热解毒，病情逐渐缓解，而至痊愈。

李某，男，25岁，山西太原人，1996年4月17日初诊。紫癜肾3个月，双下肢反复紫癜，尿黄，尿蛋白（±），潜血（3+），食欲欠佳，腰困，疲乏，舌胖，苔黄腻，脉细弱。使用强的松治疗，每日2片。证属气阴两虚，血热妄行，治当益气养阴，凉血解毒。处方：生黄芪30g，丹皮10g，丹参10g，生地黄10g，赤芍10g，仙鹤草10g，麦冬12g，白花蛇舌草30g，金银花30g，连翘15g，生薏苡仁30g，煅龙骨10g，煅牡蛎10g，甘草梢6g。6剂，水煎服，每日1剂，早、晚分服。

1996年5月29日二诊：上方加减服用24剂后，每两周减半片强的松，至今强的松已停用2周，小便正常，精神好，尿潜血（+），尿蛋白（±），苔薄黄，脉缓。继服处方：生黄芪30g，赤芍10g，丹皮10g，生地黄10g，仙鹤草10g，三七粉2g，金银花30g，白花蛇舌草30g，蒲公英30g，甘草梢6g。水煎服，每日1剂，早、晚分服。

1996年8月7日三诊：加减上方2月余，症状平稳，蛋白消失，偶有潜血（+），去三七，加白茅根30g。后又服6剂，现紫癜消失，尿常规（-），上方继服。至1996年9月25日，共服药诊治 5 月有余，症状平稳，基本痊愈。

按语： 本例亦以益气养阴，凉血解毒取效。但要注意如有上呼吸道感染，感冒、咽痛或使用致敏物质常是引发病情复发的重要因素。

湿疹

湿疹是一种常见的皮肤病，发病率较高，在皮肤病中所占比例极高。现代医学认为，湿疹属变态反应、炎症性皮肤病，病因复杂，可能有免疫、遗传、神经调节、环境等多种因素参与其中。中医古代文献对湿疹的认识，首见于《金匮要略》："浸淫疮，黄连粉主之。"历代有很多类似的记载，中医病名尚欠统一。本病的特点是皮疹多形，剧烈瘙痒。祖国医学对此病的论述甚多，根据发病部位的不同，各有其名。发于小腿部的称"下注疮""湿毒疮""湿濂疮"……

本病的病因主要为风、湿、热，但有内、外之分。外风、湿、热属于六淫邪气。内风、湿、热系脏腑功能失调所生，前者以外因为致病的条件，为标；后者以内因为发病的基础，外因通过内因起作用，本病的发生以内因为主。关于外因方面，虽亦包括六淫，例如气候变化，季节因素与日光、风沙、水土都有关系。但其中以外湿为主，如坐卧湿地、居住卑湿、雨淋水渍等。关于内因方面，以脾、心、肝，脏腑功能失调产生内湿、内热、内风为主。

张某，女性，50 岁，2015 年 3 月 24 日初诊。患者主诉右侧乳房乳晕处苔藓样变，深褐色，流水，瘙痒明显3年，患者自行多次病检后均为湿疹。舌质淡，苔白，脉细。辨证为血虚风燥证，治当养血散风。处方：党参10g，炒白术10g，苍术10g，云苓10g，黄连10g，蝉蜕10g，当归10g，白芍10g，防风10g，荆芥10g，地龙10g，甘草6g。6剂，水煎服，每日1剂，早、晚分服。

2015年3月31日二诊：自觉近来流水减少，瘙痒减轻，自诉平素有日光性皮炎、鼻炎及慢性荨麻疹，患者舌质淡苔白，脉细。上方继服加白鲜皮10g；外用青黛膏（青黛10g，黄柏10g，滑石10g，石膏30g，寒水石10g，苦参10g，金银花10g，枯矾15g），早、晚各1次。

2015年4月14日三诊：患者自觉症状明显好转，流水明显减少，但乳晕部发黑，轻度瘙痒，苔白，脉沉滑。上方继服去荆芥、黄连、云苓，加白鲜皮10g。外用青黛膏，早、晚各1次。

2015年4月21日四诊：已不流水，但仍痒，患者舌淡苔白，脉沉数。上方继服去当归、白芍，加车前子10g，白鲜皮10g，桂枝6g。6剂，水煎服，每日1剂，早、晚分服。

2015年4月28日五诊：乳房瘙痒症状减轻，不流水，患者舌淡苔白，脉沉数。处方：苍术10g，黄柏10g，当归10g，白芍10g，熟地黄10g，川芎10g，蝉蜕10g，防风10g，白鲜皮10g，甘草6g。6剂，水煎服，每日1剂，早、晚分服。外用青黛膏，早、晚各1次。

2015年5月12日六诊：瘙痒症状明显减轻，但乳晕色黑，患者舌淡苔白，脉沉数。上方继服加金银花30g，地龙6g，土茯苓 30g，去防风。外用青黛膏，早、晚各 1 次。

2015 年 5 月 26 日七诊：患者自觉色素沉着减轻，不痒，皮肤光滑，舌质淡，苔白，脉缓。上方继服加赤芍 10g，乌蛇 10g，地龙 6g，白英 30g。12 剂，水煎服，每日 1 剂，早、晚分服。外用青黛膏，早、晚各 1 次。

2015 年 6 月 16 日八诊：患者皮肤光滑，无瘙痒，色素沉着转淡，患者心情愉悦，赵老嘱患者巩固治疗。上方继服加白花蛇舌草 30g，6 剂，水煎服，每日 1 剂，早、晚分服。患者至今乳房湿疹未再犯。

按语：本病病机总由营血亏虚，血虚风燥不能濡养肌肤而成。治宜养血散风为原则，方用荆芥、防风、蝉蜕、僵蚕、地龙来祛风透邪；用土茯苓、白花蛇舌草、乌蛇凉血解毒；用当归、白芍、熟地黄养血活血。患者二诊后症状明显缓解，使血虚得以滋养，风邪得以消散，而疗效巩固。

扁平苔藓

扁平苔藓是一种皮肤的炎性疾病，其特征是呈现紫红色的发痒丘疹，常常分布于四肢的弯曲侧，或是在生殖器与口腔黏膜处。病灶外观呈现大小不一，可以从小米粒大一直到手掌大的斑块，这些皮疹的表面上还会分布着一些细碎的白色皮屑，特别容易形成皱纹般的外观，此时称作卫克汉氏线纹。目前认为扁平苔藓是一种细胞免疫反应异常所造成的疾病。从广义来说，扁平苔藓也可以算是一种自体免疫疾病，这点可以从许多自体免疫疾病都曾被报告会伴随扁平苔藓发生就可以得证：包括皮肌炎、红斑性狼疮、硬皮症、原发性胆管硬化症、溃疡性大肠炎、重症肌无力等。

中医认为，扁平苔藓发病根源在于"湿""热""毒"的范畴，认为病机是心脾伏火、脾失健运、湿毒内蕴、心脾两虚、瘀血阻滞、水不济火、心火上炎所致，提出了燥湿解毒、活血化瘀、温补脾肾的治疗方法。吾师经过临床用药观察，发现本病以风邪入侵兼阴虚内热为主，治宜养阴润燥祛风为原则，临床治疗效果明显。

李某，女，70岁，太原人，2014年4月16日初诊。患者全身乏力，口干、眼燥，发斑瘙痒，近来下腹部出现褐色纺锤状斑4个月，外观多边形或多角形、境界鲜明，时而融合的紫红色丘疹或斑块，剧痒。影响睡眠，苔白，脉细濡。证属阴虚风燥。治法当养阴散风。处方：玄参12g，麦冬10g，当归10g，山萸肉10g，蝉蜕10g，防风10g，苍术10g，黄柏10g，乌蛇10g，白花蛇舌草30g，车前子10g，甘草6g。6剂，水煎服，每日1剂，早、晚分服。

2014年4月23日二诊：下腹部斑状皮损减少，睡眠改善，苔白，脉细。上方继服加生龙骨30g，五味子10g。12剂，水煎服，每日1剂，早、晚分服。

2014年5月14日三诊：皮损减轻，背部有新发疹，瘙痒，苔白，脉濡。上方继服加五味子10g，生薏苡仁30g。6剂，水煎服，每日1剂，早、晚分服。

2014年5月21日四诊：腹部皮疹减轻，但腰、腹、胁部有新发皮疹，伴口干、眼干、流鼻血及眼底出血症状，苔白厚，质紫，脉细滑。上方继服加五味子10g，僵蚕10g，地龙10g，改麦冬12g，山萸肉12g。6剂，水煎服，每日1剂，早、晚分服。

2014年6月4日五诊：乏力，皮损稍减，但胸、腹、胁部有纺锤状褐斑，伴眼干、口干及咳嗽。对牛奶、鸡蛋有过敏史。苔白，脉滑。上方继服加五味子10g，僵蚕10g，白芍10g，改麦冬12g，山萸肉12g。6剂，水煎服，每日1剂，早、晚分服。

按语： 因患者症见口干、眼燥、皮肤瘙痒明显，故辨本证为阴虚风燥，12剂药后该症渐缓解，痒止。方中玄参、麦冬、当归、山萸肉、蝉蜕、防风等可养血润燥，地龙、僵蚕促进血液循环，使阴液得复而疗效巩固。

尖锐湿疣

尖锐湿疣是由人乳头瘤病毒感染所致，由性传播、性滥交或房事不节，也可自身接种及经非性接触途径感染，是世界性高发性传播疾病。多发生于青年人。尖锐湿疣初期症状：病程进展缓慢，病人多在无意中发现生殖器处长一无痛性疣状物，其潜伏期1~12个月，平均为3个月。皮损初期为小的淡红色丘疹，后逐渐长大，表面呈凹凸不平的柔软乳头样病变，有的呈菜花状，根部可有蒂，表面湿润，有分泌物浸渍可呈灰白色，污灰色或红色。

尖锐湿疣中医俗称臊瘊，认为发病的主要原因是湿热之毒入侵导致的，常分为湿热下注证和邪毒内蕴证，治法以清利湿热、清热解毒为主。

刘某，女，20 岁，山西太原人，2011 年 4 月 21 日初诊。尖锐湿疣半年，外阴有肿物两粒，阴痒，苔白，脉滑。证属湿热内蕴为主，兼风痰郁结。治法当健脾、清利湿热兼散风痰。处方：①黄柏 30g，苦参 30g，白英 30g，生薏苡仁 30g，川椒 10g，艾叶 30g。3 剂，外用。②党参 10g，土茯苓 30g，炒白术 10g，白英 30g，蝉蜕 10g，僵蚕 10g，片姜黄 10g，酒大黄 3g。6 剂，水煎服，每日 1 剂，早、晚分服。

2011 年 5 月 25 日二诊：上药服后，肛门处之疣已消失，月经推迟，二月一行，尿黄，苔白，脉缓。上方继服，1 个月后渐愈。

两年多之后，2014 年 2 月 13 日三诊：发现尖锐湿疣两周。一周前因人工流产又发现外阴部有疣状物，疼痛，白带多，霉菌（＋），白细胞（＋＋），苔白，脉细。证属湿热下注，治以清热利湿健脾。处方：①苦参 30g，黄柏 30g，土茯苓 30g，板蓝根 30g，白花蛇舌草 30g，3 剂，外用。②党参 10g，炒山药 10g，炒白术 10g，土茯苓 30g，白英 30g，生薏苡仁 30g，板蓝根 30g，甘草 6g，白花蛇舌草 30g。6 剂，水煎服，每日 1 剂，早、晚分服。

2014 年 2 月 21 日四诊：上药服后，原有的疣状物已消失，阴痒，苔白，脉细。处方：①外用方继用，加川椒 10g，艾叶 30g，蛇床子 30g，去白花蛇舌草。②上方继服，加炒黄柏 10g。

2014 年 3 月 14 日五诊：霉菌（－），阴痒好转，疣状物未再发，苔白，脉细。处方：①上方继用，加川椒 10g，艾叶 30g，蛇床子 30g。4 剂，外用。②上方继服，以巩固疗效。

按语：赵老常说中药对抗结核杆菌的疗效没有西药抗结核药效果好。但中药中抗病毒的药物效果却很明显，而且治疗之后反复发作的概率减少。本例病人便是比较明显的一例。方中重用板蓝根、白花蛇舌草、土茯苓、蛇床子等药物，共同达到清热解毒燥湿的功效，并运用内服加外用联合方法，收效显著。

肿　瘤

乳腺癌

案例（乳腺癌术后肺转移化疗调理）：肺转移癌是指原发于其他部位的恶性肿瘤经血液或淋巴液转移到肺脏组织。死于恶性肿瘤的患者中，20%～30%有肺转移。肺转移发生的时间长短不一，少数肺转移癌比原发肿瘤更早发现。原发恶性肿瘤多为两肺多发性灶，大小不一，密度均匀。目前尚无有效的治疗方法。

肺转移癌的常见症状为干咳，血痰和呼吸困难，胸痛、呼吸急促、发热、脉快、心悸等。在常规 X 线检查，或在根治性手术或放疗后 6 个月到 3 年间复查时被发现。转移发生为孤立性结节时，多无临床症状；转移灶位于支气管内膜，可出现呼吸道症状。有肋骨转移者，临床常出现胸痛；支气管黏膜受侵犯可出现小量咯血，绒膜癌肺转移可发生大咯血。转移癌侵犯胸膜、主支气管或邻近结构时，可出现咳嗽，痰中带血，胸痛，胸闷，气急等。伴纵隔转移时，可表现为音哑、上腔静脉综合征、膈麻痹及食管或气管压迫症状。肿瘤偶可引起急性肺栓塞，表现为进行性呼吸困难。西医治疗的方法是针对局部病灶，而中医则是根据整体观的辨证论治进行治疗。临床上表现不如西医的效果快速明显，但是其经过调理后，有效地缓解了病人的不良症状及其化疗药物带来的副作用，相应地提高了患者的生存质量。

肺癌属于中医学"肺积"范畴。《难经·五十四难》："肺之积，名曰息贲。"其发病是由正气虚损，阴阳失调，六淫邪气乘虚入肺，邪滞于肺，导致肺气阻郁，宣降失司，气机不利，运行受阻，津液失于输布，津聚为痰，痰凝气滞，瘀阻络脉，痰气瘀毒胶结，日久形成肺部积块。因此，肺积的虚以阴虚，气阴两虚为多见，实则不外乎气滞、血瘀、毒聚的病理变化。本篇文章介绍的乳腺癌术后肺转移的病人，化疗之后的中药调理经验。

蔡某，女，44岁，于2014年10月20日就诊于山西中医学院附属医院。主诉：咳嗽、胸痛半年，气促3个月。因咳嗽胸痛服中药无效，于广州中医药大学附属第一医院，查为乳腺癌肺转移，住院化疗两次，右侧少量胸腔积液。两肺弥漫性肺转移，睡眠差。现仍然咳嗽无痰，时有胸痛，夜间枕部汗多，腋下冷汗。纳食尚可，大便干，夜尿多，睡眠欠佳。既往乳腺癌切除术后两年，月经自2012年乳腺癌术后化疗治疗后至今未来，左乳缺如，右乳未见异常。病理检查：转移性低分化癌。肝功能：总蛋白62.0（-）。2014年11月17日血常规：白细胞5.36×10^9/L（参考值：$4 \sim 20 \times 10^9$/L），血小板74×10^9/L（参考值：$100 \sim 300 \times 10^9$/L）。证属冲任失调，热毒袭肺。治宜调理冲任，清热攻毒。

处方：①仙茅10g，淫羊藿10g，肉苁蓉10g，蒲公英30g，知母10g，鱼腥草30g，白英30g，丹皮18g，生地黄18g，五味子10g，炒枣仁12g，甘草6g。②龙宫莲胶囊10瓶，每日3次，每次3粒。

服药后咳嗽好转，睡眠差（3 点后醒后不易入睡），喝羊汤上火，情绪差。上方继服，加黄连 6g，生龙骨 30g，改生地黄24g。服上药 5 剂后，症状好转，偶咳，夜寝安，纳食佳，无腹胀感，大便干结，夜尿 2 ～ 3 次，加生地黄 24g，紫草 10g。

2015 年 1 月 9 日二诊：1 月 6 日因感冒不适，输液后好转，现咳嗽有血丝，黄痰，不易咳出，刺激性咳嗽，眠可，饮食尚可，其余无不适。处方：麻黄 6g，杏仁 10g，鱼腥草 30g，金银花 30g，黄芩 10g，生地黄 10g，丹皮 18g，紫草 10g，干姜 6g，细辛 3g，五味子 10g。

2015 年 4 月 8 日三诊：5 天前因受风感冒，鼻塞，时流鼻涕（水样），咽痒时咳嗽，咳痰少，微黄，口不干，饮水一般，睡眠尚可，大便干，不发热，CTE 肺结节，7、9、10 肋高密度，胸椎多发结节。处方：上方加防风 10g，去枣仁。

2015 年 5 月 7 日四诊：近两周来，头部汗出过多，白天自汗，夜晚汗出可以湿透枕巾，当地医生加入诃子 10g，浮小麦15g，生牡蛎 30g，服药 4 天效果不佳。自诉咳嗽加剧，痰少色白，微喘，睡眠一般，纳可。证属水气逆乱，三焦气化失常。治以降气利水，通利三焦为主。处方：苏子 10g，当归 10g，清半夏10g，陈皮 10g，前胡 10g，川厚朴 10g，沉香 3g，鱼腥草 30g，金银花 30g，浙贝 10g，车前子 10g，川牛膝 10g，五味子 10g，蝉蜕10g，僵蚕 10g，甘草 6g。

2015 年 5 月 12 日五诊：药后出汗减少，仍咳嗽，痰少，色白，每天下午 7 ～ 8 点咳嗽多，胃口好，睡眠可，二便调。上方去牛膝，加杏仁 10g。水煎服，以调理巩固。

《黄帝内经》云："正气存内，邪不可干。""邪之所凑，其气必虚。"癌肿的发生发展变化无不贯穿着正邪相争的过程，故中医的治疗从整体上把握疾病的本质，通过扶助正气来调节人体的气血阴阳之间的不平衡的状态，调节脏腑功能，维持正常水液代谢。

按语：该患者有乳腺癌术后两年的病史，左乳已手术切除，现伴有咳嗽胸痛等一系列肺系病证，月经在化疗后未再来，夜尿多，胸腔少量积液，为久病气血阴阳偏虚，津液代谢失调，辨证为冲任失调，热毒袭肺，故应调理冲任，扶正祛邪，首方应用二仙汤加减方，仙茅、淫羊藿、肉苁蓉温阳补肾，益精血；知母清热泻火，滋阴润燥；蒲公英、白英清热解毒；鱼腥草解毒利尿除湿；丹皮、生地黄滋阴清热，活血散瘀；五味子敛肺生津滋肾；炒枣仁养阴宁心安神。患者服用后咳嗽好转，二诊时睡眠欠佳加黄连清心安神，生龙骨潜阳安神。患者药后诸症好转，三诊时患者因受凉咳嗽加重并且伴有血丝，患者体质虚弱，易受外来风寒之邪侵袭，本体偏于阴虚内热之象，辨证为外感风寒，阴虚内热，以宣肺散寒，滋阴清热为法。方用麻黄、杏仁配伍，可宣肺散寒止咳；金银花、黄芩、鱼腥草、白英清热解毒，抗肿瘤；生地黄、丹皮清热凉血，滋阴润燥。患者间断服药，又总是过度劳累，病情改善不明显，体质虚弱，容易外感，四诊时患者头汗明显，其家人与其方中加入牡蛎散用药效果不佳，考虑患者久病体虚，津液代谢不畅，水泛为痰，上气作咳，加之虚火热扰于上，头汗增多，元气虚衰于下，结合辨证，应用苏子降气汤，以降气平喘，金银花清解热毒，五味子益气生津，蝉蜕轻轻透热，僵蚕散风降火，车前草利水通淋，通过其利尿的作用调理体内的水液代谢，得以头汗诸证缓解，获得良效。效不更方，以此方去川牛膝，加杏仁10g，继续巩固治疗。

前列腺癌

前列腺癌是来源于前列腺上皮细胞的一种恶性肿瘤。前列腺癌早期多无自觉症状，临床症状一旦出现，多属晚期。典型症状有：①排尿障碍。早期常有短时的尿频及夜尿，后可出现尿流变细或尿流偏歪或尿流分叉，尿程延长，尿急、尿频、尿痛，尿意未尽感，严重时发生尿潴留。②疼痛。常见腰痛和后背痛或有坐骨神经痛，可向会阴部或向肠部放射，疼痛剧烈难忍。③转移症状。转移到骨骼，可发生病理性骨折，淋巴结转移可引起相应部位的淋巴结肿大，进行性贫血，恶病质或肾功能衰竭等，目前西医诊断此病主要依靠前列腺特异性抗原（PSA）的检测。PSA是目前唯一一个比较好的前列腺癌诊断的早期指标（PSA正常值≤4μg/L）。

中医学中无前列腺癌病名，依其症状，在中医学中属"癃闭""血淋""劳淋"等范畴。对此中医典籍中早有论及。如《黄帝内经》中"宣明五气论""五常政大论"等都论及本病的症状。汉代张仲景的《金属要略》及隋朝巢元方的《诸病源候论》亦有论及，明代张景岳的《景岳全书》较全面揭示了清热解毒、活血祛瘀、软坚消结、温阳利水等治法。

案例1：田某，男，74岁。患者2011年9月29日因尿频、尿急前来就诊。患者自述 10 个月前体检发现前列腺肥大，已尿频、尿急 2 年，咳嗽一声立能挤出尿液，夜尿 3~4 次。其父亲、哥哥均因前列腺癌去世。9 月 26 日太钢医院：MRI：前列腺增生；周围叶右后低信号结节；双髋关节少量积液。心电图：P 波异常。肝（-），肾（-），血糖（-）。血压：120/70mmHg。血免疫：PSA 13.27μg/L↑。苔白，脉细。证属湿毒攻袭，瘀阻下焦。治以清热利尿，攻毒化瘀。处方：云苓 10g，车前子 10g，土茯苓 30g，生薏苡仁 30g，柴胡 10g，连翘 15g，五味子 10g，白英 30g，赤芍 10g，莪术 10g，芡实 10g，金樱子 10g，甘草 6g。水煎服。

2011 年 10 月 20 日二诊：上药 12 剂后，尿分叉好转，尿频有减，苔白，脉细略数。近来外出旅游，精神振作。证属湿热暂解，毒邪未清。拟益气滋肾为主，辅以攻毒化瘀，以求根治。处方：生黄芪 30g，党参 10g，天冬 12g，山萸肉 10g，肉苁蓉 10g，车前子 10g，泽泻 10g，白英 30g，芡实 10g，金樱子 10g，甘草 6g。水煎服。

2011 年 12 月 8 日三诊：上药共服 5 周，30 剂，二诊方为基本方或加地龙、丹参，或加三棱、莪术。方义未变。现病人症状无明显波动，夜尿减少。苔白，脉细。上方继服，去赤芍，加补骨脂 10g，猪苓 10g，莪术 10g。现共治疗两月余，嘱患者复查 PSA 及前列腺增大情况，再拟善后。

按语：中医将前列腺癌分为肾气虚亏证，湿热蕴积证，瘀血内结证，脾肾两虚证四种。中医学认为本病的发生，与肾、脾、肝等脏腑功能失调有关，认为其病理因素有：第一，年老体弱或房劳过度，肾元亏虚，气化失常，开阖不利；第二，过度劳累，饮食不节以致脾虚而清气不升，浊阴难降；第三，七情内伤，肝郁气滞，疏泄不及，以致三焦水液运化失常；第四，嗜酒辛辣，湿热蕴积，下注膀胱，致使气化不利等。赵老初诊用清热利湿、攻毒化瘀之法，以解其标，继用益气温肾，攻毒化瘀之法，以治其本，收效颇佳。

案例2：田某，男76岁，中煤炭研究院职工，2012年8月17日初诊。主诉：排尿困难，尿不净3年。病史：2010年体检，前列腺增生Ⅱ度，TPSA（前列腺特异抗原）38.14μg/L。2011年，经赵老运用益气养阴、化浊攻毒法治疗两月余，症状基本好转，TPSA恢复到15.27μg/L。患者因事中断治疗，2012年8月22日体检，TPSA升高到50.09μg/L，医院动员应立即手术切除治疗，患者与亲属协商，不做手术，又前来就诊。诊见：患者排尿困难，夜尿每晚3~5次，精神尚好，饮食、睡眠亦可，苔白，脉沉细。中医诊断：癃闭（阳虚浊瘀夹毒证）。治法：温肾化瘀攻毒。处方：仙茅10g，淫羊藿10g，肉苁蓉10g，王不留行10g，三棱10g，莪术10g，生薏苡仁30g，白花蛇舌草30g，半边莲30g，地龙10g，赤芍10g，丹参18g，车前子10g，甘草6g。6剂，水煎服，每日1剂，早、晚分服。

2012年11月8二诊：服上方加减60余剂，3个月后，患者症状改善，排尿亦觉痛快，夜尿有减，每晚2~3次，精神好，饮食、睡眠亦好，苔白，脉缓。2012年11月6日复查：TPSA 20.7μg/L，FPSA 6μg/L。上方继服，加白英30g，路路通10g，炒栀子10g，芡实10g，益智仁10g，去半边莲。

按语：PSA（前列腺特异抗原）为前列腺癌敏感指标。其正常范围血清 TPSA ＜ 4.0μg/L。该患者 TPSA 明显高于正常值。西医诊为前列腺癌。患者要求中医治疗，根据其所述症状属中医"癃闭"范畴，究其原因，肾与膀胱相表里，膀胱气化功能的正常有赖肾阳的温化作用。该患者肾阳虚，气化不利，湿浊痰瘀互结于下焦，加以湿热之毒攻袭而致之。故治疗以温肾化瘀，攻毒为主。赵老选方用药，匠心独运，仙茅、淫羊藿、肉苁蓉温肾助阳以培其本。化瘀选用三棱、莪术等药，张锡纯说："……三棱、莪术性近和平，而以治女子瘀血，虽坚硬如铁石亦能徐徐而除，而猛烈开破之物反不能建此奇功，此三棱莪术独具之良能也。"用之于此，则化瘀浊之力显著。王不留行、路路通活血通经，善通厥阴、少阴之络，现代研究其有调节内分泌的功能。薏苡仁、白花蛇舌草、白英、半边莲以攻湿热之毒。药证相合，患者坚持治疗，症状改善明显，患者复查结果，进一步肯定了治疗效果。

以温肾化瘀攻毒法治疗该患者取得了可喜的成果，今后我们将继续观察和治疗此类患者，总结经验，探索规律。

食管癌

食管癌，是由食管黏膜上皮或腺体发生的恶性肿瘤。在我国，以太行山区的河南、河北、山西为高发区。患者男多女少，年龄多在 40 岁以上，尤以 60 岁以上居多。食管癌常发生在食管较狭窄的部位（即环状软骨处，气管分叉处及平膈肌处），以中段最多（50%），下段次之（30%）。食道癌的发生通常与化学性致癌物质，微量元素的缺乏，以及不良的生活习惯，如吸烟、饮酒、热食、硬食等有关。

临床上有进行性吞咽困难，可参照中医的"噎膈"进行辨证施治。朱丹溪在《脉因证治·噎膈》中指出"血液俱耗，胃脘亦槁"，并提出"润养津血，降火散结"的治疗大法，对于指导临床实践具有重要意义。噎膈实为本虚标实之病。本病初期，以标实为主，痰气互阻于食道和胃，继则瘀血内结，气、痰、瘀交互搏结，胃之通降阻塞，上下不通。病程时间长，阴津日益枯槁，邪气愈炽，正气愈虚，形成本虚标实，虚实夹杂之证候。笔者临床感悟吾师以滋阴养血润燥，行气解毒散结之法治疗一名食道癌已转移到肺的患者，疗效堪著，举例于下，盼于探讨。

案例1（食管癌放疗后调理）：和某，女，56 岁，长治市长子县。2013 年 9 月 5 日初诊。食道癌 5 月，在长治市和平医院放疗 32 次。2013 年 8 月 27 日长治市和平医院 CT 报告：①中段食道占位病变；②双肺多发转移。现症乏力、背困、嗜睡，能进流食，便秘严重，十天一行。患者自诉进食较少。苔白，脉细弱。中医诊断：噎膈。辨证：津亏热结证。治法：滋阴养血润燥，行气解毒散结。处方：益胃汤合小承气汤加减。石斛 15g、太子参 10g、麦冬 15g、玉竹 10g、砂仁 6g、清半夏 10g、守宫 6g、白英 30g、莪术 10g、川厚朴 10g、枳壳 10g、酒大黄 6g、甘草 6g。6 剂，每日 1 剂，水煎服，早、晚分服。

患者乃久病重症，且经过多次放疗，但服中药之后，症状明显改善，初诊服药 6 剂，体重增长 6 斤，且大便已从原来的十天一行，变为一日或 2~3 日一行，着实体现吾师辨证之精准，实为学习之典范。

按语：噎膈一病，发病机理总属气、痰、瘀互结，阻隔于食道胃脘而致，病变与肝、脾、肾三脏有关。噎证一般预后欠好，但若病情继续发展成膈，阴损及阳，饮食难入，中气衰败，脾虚失于健运，胃虚失于受纳，胃气败绝，预后极差。张景岳"阴伤则津血枯涸，气不行噎膈病于上，津血枯涸则燥结病于下。"吾师用麦冬、玉竹、石斛滋阴养血，太子参性略偏凉，属补气药中的清补之品，补脾肺之气，兼能养阴生津，半夏配川厚朴，颇有半夏厚朴汤之意，同砂仁相配以和胃，体现了治疗食道癌的一个方法，即和法。白英、守宫、莪术以解毒散结，酒大黄泻下通腑，枳壳以开提脾胃之清气。全方有补有攻，寓攻于补，疗效甚好。二诊中根据患者咳嗽、声音嘶哑的症状，加入麻黄、杏仁，一升一降，以恢复肺之宣降，患者病久，且多次放疗，出现乏力的症状，故方中加入红参大补元气，补脾益肺，生津，安神。青果、木蝴蝶利咽开音。三诊中患者咳痰少色白至黏，病久阴损及阳，阳失温煦，故用干姜、细辛、五味子以温化寒痰。本例虚实夹杂，以本虚为主，见阴亏气虚，吾师以滋阴养血、润燥行气、解毒散结之法收以良效。

案例2（食管癌支架后调理）：李某，男，76岁，原平市人。患者2012年2月15日初诊，因吞咽困难一月余前来就诊。病史：患者自诉吞咽困难一月余，胸痛且呼吸时明显，大便干结，口干，有冠心病史。X线：食管中段有5.5cm大的白块。食管造影：食管中段癌。舌红，苔白，脉滑。

辨证：阴津枯竭，燥热内结。治法：滋阴养血，润燥生津。

处方：①天冬 12g，麦冬 12g，太子参 12g，白芍 12g，白英 30g，守宫 6g，怀山药 15g，清半夏 10g，肉桂 3g，生薏苡仁 30g，砂仁 6g，干姜 6g，莪术 10g，生甘草 6g。6 剂，水煎服，每日 1 剂，早、晚分服。②龙宫莲胶囊，1 次 1 片，每日 3 次，开水送服。

2012 年 3 月 7 日复诊：患者服上药 3 周后，食欲好转，一顿能吃七到八个饺子，但仍吞咽困难，咽时喉部不适 4 天，气紧，心前区疼痛，口干，大便干，2～3 日一行，腹冷。舌红，苔白，脉滑。证属津亏热解，拟滋阴养血为主，辅以破血行瘀。处方：上方加藿香 10g，当归 12g，石斛 12g，虎杖 10g。6 剂，水煎服，每日 1 剂，早、晚分服。

2012 年 3 月 14 日三诊：患者服上药 6 剂后，消化欠佳，气紧。舌红，苔白，脉缓。处方：上方继服，去虎杖、麦冬，加神曲 10g，生薏苡仁 30g，肉桂 3g。6 剂，水煎服，每日 1 剂，早、晚分服。

2012 年 3 月 21 日四诊：患者服上药 6 剂后，痰多，消化欠佳，气紧，口干。舌红，苔白，脉缓有力。处方：3 月 7 日方加神曲 10g，生薏苡仁 30g，陈皮 10g，浙贝 10g，天冬 10g。现病人共接受治疗一月余，嘱患者复查食管造影，再拟善后，欲引支架治疗。

2012 年 5 月 1 日支架后，继服上方，症状明显改善，患者家属来电话，又索要龙宫莲胶囊 1 个疗程的药。继续上方巩固治疗，现生活质量明显提高。

按语： 中医常规将此病分为痰气交阻证、瘀血内阻证、津亏热结证、气虚阳微证四种证型，赵尚华老师认为本证的初发乃元气受损、热痰毒邪外袭，至本案例已到胃脾阴伤阳损，痰毒攻袭。故以天冬、麦冬、太子参滋补阴分，干姜、肉桂散胃寒，守宫、白英、生薏苡仁攻击邪毒，以图取效。

案例 3（食管癌术后调理）：张某，男，河南人，75岁，2011年8月10日初诊。主诉：食道癌术后4个月。现病史：4个月前行食道癌手术，经放化疗后，病情控制良好出院，但遗留有贫血征象，形体日渐消瘦，饮食欠佳，一月前复查，未见异常，前天因进食凉性食物后引发便溏，每日4~5次。8月8日市医院查血常规正常，精神欠佳，纳食不佳，睡眠一般。舌质淡，苔白，脉弦滑。证型：脾气虚弱，寒湿内侵，余毒留滞。治法：益气健脾，止泻和胃，佐以攻毒。处方：生黄芪30g，党参10g，炒白术10g，云苓10g，干姜10g，生薏苡仁30g，黄连10g，白英20g，芡实10g，肉豆蔻10g，阿胶10g，砂仁6g，神曲10g，生甘草6g。上药加减10余剂，腹泻止，精神好转，纳食改善，此后上方加减，配服龙宫莲胶囊，病情控制良好。

2011年12月28日二诊：患者近来出现背痛，左侧明显，每次持续半小时，服药后缓解，上周六夜间又出现疼痛，睡眠好，食量稍增，精神欠佳。12月20日往医院进行全身复查，一般情况良好，未见复发征象。血常规：白细胞3.60×10^9/L，今日血常规：白细胞3.36×10^9/L。证型：气血不足，阴亏肾虚，余毒留滞。治法：益气养血，滋阴补肾，佐以攻毒。处方：生黄芪30g，麦冬10g，红参10g，熟地黄10g，鹿角胶10g，阿胶10g，鸡血藤30g，守宫6g，白英30g，狗脊15g，生薏苡仁30g，生甘草6g。上方加减3月余，疼痛痊愈，精神尚可，纳可，睡眠良好，一直配合龙宫莲胶囊进行治疗。

2012年3月21日三诊：大便不成形，质稀，每日1次，疲乏，精神尚可，饮食一般，睡眠一般，余无明显不适。血压：92/64mmHg。血常规：白细胞5.0×10^9/L，血红蛋白122g/L，血小板262×10^9/L，红细胞3.59×10^{12}/L。舌质淡，苔白，脉缓。证型：气血不足，阴液亏虚，余毒留滞。治法：健脾益气，滋阴养血，佐以攻毒。处方：生黄芪30g，天麦冬各10g，山萸肉10g，生薏苡仁30g，炒白术10g，党参10g，阿胶10g，龟甲胶10g，守宫6g，白英30g，生甘草6g。

2012年4月18日四诊：饮食欠佳，疲累，头重，头晕，舌质紫，苔白，脉弦细。今日血常规：白细胞5.0×10^9/L，红细胞3.44×10^{12}/L，血红蛋白114g/L。处方：上方继服，加砂仁6g，川芎10g，羌活6g。水煎服。

按语：患者术后，经放化疗后，导致气阴亏虚，出现一系列不适症状，尤以白细胞数下降，贫血症状明显，故治疗时，以益气滋阴，养血为主，但肿瘤致病，多因毒邪所致，术后肿瘤虽已切除，但防复发，攻毒方法必须贯穿始终，方中用黄芪、红参、白术、云苓等益气，天冬、麦冬等滋阴，鹿角胶、阿胶、龟甲胶等养血，以治本扶正，用白英守宫，配合龙宫莲胶囊以攻毒，预防癌肿复发。经过近1年的治疗，患者病情控制良好，生活质量有所提高。

宫颈癌

宫颈癌是一种恶性肿瘤，百分之九十九的宫颈癌病人都是由人类乳头瘤病毒（HPV）导致。在中国，宫颈癌是女性最常见的恶性肿瘤，原位癌高发年龄是 30～35 岁，浸润癌为 45～55 岁。早期症状多数表现为接触性出血，中晚期为不规则阴道出血，并且患者阴道排液表现为白色或者血性，稀薄如水样或者米泔样，或者腥臭味。晚期症状或者放化疗治疗后伴有局部或者全身的相关症状，严重者可能导致重度贫血，或者尿频尿急，肛门坠胀，便秘，下肢坠胀，以致肾功能衰竭，尿毒症等全身表现。

放化疗是针对肿瘤的比较常用的手段，但是临床上很多病人经过放化疗之后，会有很多的不良反应，尽管在治疗过程中对于肿瘤的生长繁殖起到了抑制的，甚至杀死肿瘤细胞的作用，但是对于人体正常的细胞生长也有很大的损伤，而且绝大部分的化疗药物还会引起患者不同程度的食欲不振、恶心、呕吐等症状，并以此削弱患者的营养状况。引起一系列的副作用，很多患者会表现周身乏力，出虚汗，嗜睡等全身虚弱的表现，并且伴有免疫功能下降。针对这种情况，赵尚华教授认为患者在正气不足的情况下，应用调理气血津液为主的治法。临床上多有良效，故将一例临床病案整理如下：

案例 1（宫颈癌化疗后调理）：梁某，女，41 岁，2014 年 12 月 16 日初诊。主诉：宫颈癌放化疗 4 月余伴尿后疼痛，怕冷半月。2014 年 4 月发现宫颈腺癌，北京肿瘤医院放疗，化疗 4 个月，8月19日化疗结束。现症：尿后疼痛，空痛，腿抽掣，天冷时加重。宫腔积液，夜间加重。2014年4月14日北京肿瘤医院病理：宫颈腺癌。2014年6月26日彩超显示：膀胱后壁增厚。苔白，脉细缓。中医辨证：气阴两虚，湿热下注。治法：益气养阴，通利三焦。处方：柴胡10g，连翘12g，五味子10g，赤芍10g，云苓10g，车前子10g，生黄芪30g，白芍10g，肉桂10g，芡实10g，生薏苡仁30g，土茯苓30g，川牛膝10g，甘草6g。水煎服，每日1剂，早、晚分服。

2014年12月30日二诊：服用上方6剂后，情况好转，尿痛减少，怕冷减少。11月23日突然阴部出血半天，似为月经，此为化疗以来的第一次，尿后微痛，尿频。查体：苔白，脉细。上方继服，去赤药，加炒栀子10g。水煎服。

2015年1月13日三诊：尿痛缓解，双腿麻痛，手指关节疼痛5月余，尿频仍作。查体：苔白，脉细弦。中医辨证：湿热将尽，又作风寒痹痛。治法：益气疏风散寒，兼祛余毒。处方：生黄芪30g，桂枝10g，白芍10g，川牛膝10g，鸡血藤30g，生薏苡仁30g，秦艽10g，白英30g，白花舌草30g，威灵仙10g，甘草6g。水煎服。

2015年1月20日四诊：进来身痛缓解，精神好，面色好转。下部潮湿，晚上易醒，手指关节夜间疼痛。抗"O"升高，苔白，脉细。上方继服，加苍术10g，豨莶草12g，土茯苓30g，去秦艽。水煎服。

2015年2月10日五诊：煤炭医院复查c125转阴，白细胞下降至 3.37×10^9/L，彩超前肿物 5.0cm × 3.8cm，这次减小为

4.3cm×3.0cm，宫颈壁仍厚。尿后见粉红色，尿（－），药后恶心，右胯略痛。查体：苔白剥脱，脉缓。处方：生黄芪30g，党参10g，苍术10g，白英30g，白花蛇舌草30g，生薏苡仁30g，桂枝10g，白芍10g，川牛膝10g，鸡血藤30g，威灵仙10g，甘草6g。水煎服。

2015年3月10日六诊：近来纳食好，睡眠稳，尿色转正常，身体强健，苔白，脉细。上方继服，加熟地黄12g，山萸肉10g，红参10g，去党参，6剂。患者服用上方之后，复查白细胞5.89（－），精神好转，无明显不适，苔白，脉缓。上方继服，12剂以巩固疗效。

按语： 该患者患病日久，脏腑气血功能失调，放化疗后脏腑气血虚弱，伴有尿急尿痛，怕冷等，乃阳气不足，三焦水道不利的症状，《黄帝内经》曰："三焦者，水谷之道路，气之所终始也"，"腑有六者，谓三焦也，原气之别焉，主持诸气"。《类经·藏象类》："上焦不治则水泛高原，中焦不治则水留中脘，下焦不治则水乱二便。三焦气治，则脉络通而水道利。"由此观之，三焦具有散布阳气和通调水液的功能，故用柴翘五淋散主方，柴胡配合连翘共达清热解毒之功，五味子味酸性温，补肾宁心，益气生津。赤芍苦微凉，散瘀止痛，清热凉血；云苓甘淡，药性平和，不伤正气，能够利水渗湿，宁心安神；车前子甘，微寒，清热利尿，《神农本草经》："主气癃，止痛，利水道小便，除湿痹。"白芍苦酸，养血敛阴，能治四肢挛急疼痛，《本草求真》："赤芍药与白芍药主治略同，但白则有敛阴益营之力，赤则只有散邪行血之意；白则能于土中泻木，赤则能于血中活滞。"生黄芪补益中气，利尿托毒；肉桂散寒止痛，补火助阴；芡实益肾固精，《神农本草经》："肉桂散寒止痛，补火助阳；芡实益肾固精""主治湿痹腰脊膝痛，补中，除暴疾，益精气，强志，令耳目聪明"。现代药理研究芡实具有抗炎抗肿瘤，增强免疫力的功能；生薏苡仁与土茯苓除湿止泻，有攻毒作用；川牛膝入肝肾二经，能补肝肾强筋骨，治疗风湿痹痛，通利血脉。二诊情况好转，故效不更方，去除赤芍，加栀子泻火除烦，通利三焦火热。三诊患者尿痛症状缓解，肢体疼痛症状未除，故处以黄芪桂枝五物汤益气温经，和血通痹。《素问·痹论》说："营气虚，则不仁。"黄芪为君，甘温益气；桂枝散风寒而温经通脉；芍药养血和营通血痹；苍术健脾燥湿；白英利湿消肿，抗癌；白花蛇舌草利尿除湿攻毒；秦艽除虚热；生薏苡仁、威灵仙增强方中除湿痹痛的功用；鸡血藤活血舒筋，养血调经，祛湿散寒。服上方诸症好转。总之，此阶段以补虚为主，兼以祛除邪毒，以熟地黄、山萸肉、红参之品，重在补养肝肾，益气温阳，以白花蛇舌草、白英、土茯苓等攻毒以清余毒。

案例 2（宫颈癌放疗后调理）：刘某，女，36 岁，1981 年 11 月 7 日确诊为空洞型子宫颈癌，经山西省肿瘤医院放疗三月疗效不佳，遂求助中医。症见：带多，臭秽，污水样，空洞经久不愈，伴见全身疲乏，行动困难，小腹胀，腰困，舌红，苔黄腻，脉弦细。中医辨证为气血衰微，湿浊毒邪下注，治以清湿热，攻邪毒兼以益气养血。处方：生黄芪 45g，党参 10g，当归 12g，白术 10g，黄精 10g，连翘 10g，莱菔子 10g，生薏苡仁 30g，半边莲 30g，白花蛇舌草 30g，土茯苓 30g，云苓 10g，猪苓 10g。水煎服，1 日 1 剂，早、晚分服。外用处方：苦参 10g，黄柏 30g，土茯苓 30g，蒲公英 30g，川椒 10g，艾叶 30g，蛇床子 30g。水煎，坐浴。

服药 27 剂后，于 1982 年 3 月 19 日复诊。患者白带减少，色淡，空洞缩小至黄豆大，胃口憋胀，腰困，上方改生黄芪 30g，去连翘，加川续断 10g。继服至空洞基本消失。一年后于 1983 年 9 月 16 日又去肿瘤医院复查，恢复良好。18 年后，于 2000 年 3 月 23 日又因腹痛、慢性胆囊炎、胆石症来诊，方知此患者仍健在，逐查找先前零星记载的病历整理如上述。

中医认为，宫颈癌的发生多与寒积、结气、正虚等病变有关，治疗也大多以温阳、理气、扶正等方面治疗，而这种传统疗法多数疗效不佳，吾师根据患者的临床症状以及患者放化疗后的特殊体质主以清湿热，攻邪毒，益气血。

中医古籍中虽无"宫颈癌"病名，但类似病证论述常见于"崩漏""带下"等门中。汉代张仲景著《金匮要略》妇人杂症脉证并治中说："妇人之病，因虚积冷结气，为诸经水断绝，至有历年，血寒积结胞门，寒伤经络。"西汉《窦氏疮疡全书》中记有"阴痂"一病类似"宫颈癌"。刘女因放疗三月大伤正气故取补中益气汤之意，扶助正气以固其本，多污水样带，证属湿浊毒邪下注，故用大量清热解毒利湿攻毒之品使湿毒从下而出，服药一疗程后白带量少，色淡，胃口憋胀，腰困，因连翘性苦寒，脾胃虚寒及气虚者不宜用故去之，加用川续断以增强补肾之功固其本。外用苦参，黄柏清热燥湿止痒，败酱草清热凉血，土茯苓利湿攻毒，川椒、艾叶杀虫止痒，合用共奏清热燥湿、杀虫攻毒之功。

近年来，国内外专家已认为宫颈癌是一种病毒感染性疾病，有人类乳头状瘤病毒（HPV）、单纯疱疹病毒－2（HSV－2）、人巨细胞病毒（HCMV）、沙眼衣原体（CT）及 EB 病毒（EBV）等，宫颈癌的治疗提倡"三早"，早发现、早诊断、早治疗，尤其是早诊断可以为宫颈癌患者赢得更大空间。中医始终遵循整体观念和辨证论治的原则，以调整机体的功能，提高机体的免疫力，从而达到治疗效果。

按语： 吾师在治疗癌症的过程中攻毒药贯穿始终，大凡感邪在上者，多从风毒痰瘀而治，有痰瘀多有气阴两虚。在下者，多从湿热瘀毒论治，有湿热必有脾困，中者，土也，土过燥不能生万物，土过湿亦不能生万物，所以需配合健脾益气以培本扶正之法，吾师采用中医药内外兼治的方法辨证施治在临床上治疗宫颈癌，结肠直肠癌，乳腺癌等等均有相当显著的疗效。

案例 3（人乳头瘤病毒感染）： 现代医学研究，宫颈癌与高危型人类乳头瘤病毒（即 HPV）的持续感染有关。其中最常见的是鳞癌，其次为腺癌。宫颈癌的发病率呈年轻化的趋势。中医治疗目的在于：降低复发率，减少患者的痛苦，提高生存质量。

段某，女，42 岁，山西原平市人。2012 年 12 月 26 日初诊。患者因白带带血半年多伴腹痛而求治，投健脾清热利湿之法未有显效。12 月 3 日省肿瘤医院：人类乳头瘤病毒（HPV）报告高危型（＋）。现症：带中有黑色血块，月经刚过阴道又有出血，平素有咖啡色样带，且时有右下腹疼痛，月经提前 6~7 天。苔白，脉缓。此为元气证，冲任失调，湿热之毒攻袭。先拟调摄冲任，清利湿热之毒，二仙汤加减治之。处方：仙茅10g，淫羊藿10g，肉苁蓉10g，白英30g，白花蛇舌草30g，党参10g，生黄芪30g，仙鹤草15g，怀山药10g，三七粉3g，甘草6g。水煎服，每日1剂，早、晚分服。

2013年1月9日二诊：白带消失，自觉腹内灼烧。苔白，脉细。因月经将至，故嘱其经期停药，月经过后服下方，上方去仙鹤草，加巴戟天10g，神曲10g。水煎服。

2013年3月6日三诊：带下量明显减少，月经周期变为提前5天，食欲，睡眠，精神均好，有时小腹疼痛。苔白少，脉细。处方：巴戟天10g，仙茅10g，淫羊藿10g，肉苁蓉10g，白英30g，白花蛇舌草30g，生薏苡仁30g，云苓10g，党参10g，生黄芪30g，仙鹤草15g，怀山药10g，三七粉3g，甘草6g。水煎服，每日1剂，早、晚分服。

2013年3月20日四诊：上两周带净，前天受冷小腹又胀憋，苔白，脉缓。上方（一诊方）继服，加巴戟天10g，肉桂6g，生薏苡仁30g，云苓10g，去仙鹤草、三七粉。

2013年4月16日五诊：省肿瘤医院检查，HPV（－）。病理诊断：未见鳞状上皮病变或炎性细胞。

按语：宫颈癌相当于祖国医学中的"五色带""癥瘕""崩漏"等，《素问·骨空论》："任脉为病……女子带下瘕聚。"刘完素在《素问玄机原病式·附带下》中云："故下部任脉湿热者，津液涌而溢，已为带下。"隋代《诸病源候论》首列"崩中候""漏下候"，并指出"冲任二脉虚损""不能制约经血"为主要病机。本例患者为宫颈癌前期，老师认为病机为肝肾虚损，冲任失调为本，湿热痰瘀，下注胞宫为标，是正虚邪实，虚实夹杂之证。古有"奇经八脉隶属于肝肾"，故应补益肝肾兼以清热化瘀，标本兼治。方中以二仙汤补益肝肾，党参、黄芪、怀山药益气健脾，仙鹤草、三七粉活血止血，白花蛇舌草、白英清热利湿，并且现代药理研究，白英有抗癌的功效。药证相洽，使令人"谈癌色变"的疾病在调理3月多后而转正常，实属不易。对于癌症的治疗，需要无数中医人不懈的探索，才能为患者带来福音。

案例4（宫颈癌术后淋巴水肿）：吉某，女，50岁，山西原平人。2012年12月7日初诊。宫颈癌术后5年，左腿肿胀，状似海绵。病史：患者宫颈癌手术，腹股沟淋巴扫除，导致淋巴管阻塞，回流受阻而出现左下肢浮肿。在家乡服用赵老处方24剂后，肿胀有减，故来门诊处就诊。兼症：左乳时痛。苔白，脉细。证属脾虚湿盛，瘀阻下肢。治宜健脾利湿，活血消肿。处方：生黄芪30g，党参10g，茯苓10g，炒白术10g，土茯苓30g，生薏苡仁30g，白英20g，丹参30g，鸡血藤30g，地龙10g，炮甲珠3g，浙贝6g。12剂，水煎服。每日1剂，早、晚分服，空腹温服。

按语：淋巴水肿为非指陷性水肿，状似海绵。皮肤和皮下组织增生变厚。为宫颈癌手术淋巴扫除，常见并发症之一。中医辨证为实证（水肿）。治疗以健脾利湿、活血通络为主，药20余剂后水肿改善。方中炮甲珠即穿山甲，活血通络力度强，中等剂量（10g左右）效果显著，但因价格昂贵，故于门诊时减少用量并加地龙以增强活血通络之功。

肺癌

肺癌是最常见的肺原发性恶性肿瘤，分为：中央型肺癌，周围型肺癌以及弥漫型肺癌三类。中医称其为"肺岩"。其发生是在正气虚弱，感受邪毒，情志怫郁，饮食损伤，宿有旧疾等因素的影响下，使脏腑阴阳失调，气血津液运行失常，产生气滞、血瘀、痰凝、热毒等病理变化，蕴结于脏腑组织，相互搏结，日久渐积而成。正如《医宗必读·痰饮》说："脾土虚湿，清者难升，浊者难降，留中滞膈，瘀而成痰。"又如《类证治裁·郁证》说："七情内起之郁，始而伤气，继以及血。"再如《医宗必读·积聚》所说："积之成也，正气不足，而后邪气居之。"

癌病主要病机是痰瘀郁毒，阴伤气耗，虚实夹杂，气郁为先。病理属性总属本虚标实。多因虚而得病，因虚而致实，是一种全身属虚、局部属实的疾病。如《杂病源流犀烛·积聚癥瘕痃癖痞源流》中说："邪积胸中，阻塞气道，气不宣通，为痰，为血，皆得与正相搏，邪既胜，正不得而制之，遂结成形而有块。"肺癌之本虚，以阴虚，气阴两虚多见，标实以气阻瘀血、痰浊多见。其临床特点是肺部出现肿块，表面高低不平，质地坚硬，并伴咳嗽、痰血、胸痛等症状。治疗的基本原则为扶正祛邪，攻补兼施。当做到"治实当顾虚，补虚勿忘实"。另外，中医强调"衰其大半而止""扶正疾自除"的治疗原则，与带瘤生存的理念相一致。如《景岳全书·积聚》中言："治积之要，在知攻补之宜，而攻补之宜，当于孰缓孰急中辨之。"

吾师赵尚华教授提出，癌病的辨证方法要简单、全面、找本质、抓特点。将癌病归纳为：元、宗、血、津、复元五个辨证分期。元证，即病之初期，肿物小，症状不显，一般通过体检才能进行早期诊断；宗证，即病入脏腑，影响脏腑的正常生理机能；血证，即癌病转移扩散期，累及他脏进一步损伤人之机能或有明出血者；津证，即病之后期，消瘦，恶病质，全身机能衰竭；复元证，是指在西医的手术放疗，化疗之后，机体或虚或实，或虚实夹杂的证候。下面举一例赵老师治疗的中央型肺癌淋巴转移的案例。对于癌病转移的治疗老师认为以扶正为主，并以清热凉血之剂控制其转移，防止进一步恶化，以求延长生存时间，减少病痛。

案例 1：丁某，男，60 岁，山西太原人，2015 年 4 月 7 日初诊。主诉：咳嗽，胸闷气喘，脓血痰 2 月余。现病史：饮食尚可，睡眠可，大便色黑，舌质红，苔白，脉弦细。2015 年 2 月 3 日中铁三局中心医院，胸部 CT：①右肺中央型肺癌，食道纵隔淋巴及胸膜转移，右肺下叶阻塞性肺不张，双侧胸膜积液；②右肺上叶多发性炎性改变；③右侧腋下多发淋巴结转移可能；④下腔静脉部分受压。中医诊断：肺岩，气阴两虚，痰毒内结证。治法：益气养阴，化痰散结，解毒。处方：黄芪 30g，天冬 12g，麦冬 12g，制附子 15g，红参 10g，枳壳 10g，蝉蜕 10g，僵蚕 10g，片姜黄 6g，浙贝母 10g，酒大黄 3g，麻黄 6g，甘草 6g。6 剂，水煎服，每日 1 剂，早、晚分服。

咳嗽日久耗伤气血，气为血之帅，气伤则无力统血，故用黄芪、红参升阳补气，生津摄血；制附子补火助阳，止痛。肺胃阴虚，痰瘀互结，耗伤血络则咳吐脓血痰，血入胃肠则大便色黑，故用天冬、麦冬养阴润肺、益胃生津；僵蚕、浙贝母清热化痰，解毒散结。邪毒充斥，阻滞气机，清阳不升，浊阴不降，则胸膈满闷，气喘咳嗽，甚则胸痛；故用枳壳理气宽中；蝉蜕疏风利咽；片姜黄破血行气，通络止痛；酒大黄清上焦血分热毒；麻黄宣肺平喘；甘草祛痰止咳，缓急止痛，调和诸药。

2015 年 4 月 21 日三诊：胸部憋闷明显缓减，凌晨 3 点后咳嗽较多，痰中脓血减 2/3，怕冷，纳可，小便有时不利，舌红苔少，脉细数。血色素 6g。上方继服加丹皮 15g，玄参 10g，12 剂，水煎服，每日 1 剂，早、晚分服。在二诊用药的基础上继续增强清热凉血，化瘀散散结之力，加牡丹皮、玄参清热凉血，滋阴解毒，化瘀散结。

2015 年 5 月 12 日四诊：精神尚可，行走有力，凌晨后咳嗽增多，咳痰黏稠色红，舌质红苔白，脉细滑。上方继服加：竹沥 30g，去麻黄。12 剂，水煎服，每日 1 剂，早、晚分服。咳嗽，痰黏稠，故加入竹沥清热豁痰利窍。

2015 年 6 月 9 日五诊：夜间咳嗽多，咳脓痰色红，右侧腋下淋巴结肿大如花生米，饮食可，精神尚可，舌质红，苔白。20 年支气管扩张病史，用竹沥效不佳。上方继服加：生地黄 24g，牡丹皮 18g，紫草 10g，仙鹤草 30g，沙参 15g，玄参 10g，去红参、酒大黄。12 剂，水煎服，每日 1 剂，早、晚分服。咳嗽咳痰仍重，则伤阴耗气，在初诊基础上加入紫草清热凉血，活血解毒；仙鹤草收敛止血，解毒补虚；沙参养阴清肺，益胃生津。以求控制毒邪扩散。

2015 年 8 月 4 日六诊：遍身浮肿 2 周，睾丸肿大如馒，心慌，气短，咳痰黏稠有血块，舌质红，苔白，脉滑数。心电图：窦性心动过速；ST－T 异常；右心室肥大。腹部 B 超（－）。肝功（－），肾功（－）。诊断：水肿（心脾气虚、阳虚水泛证）并发水疝。治宜温补心肾，益气行水。处方：①制附子 18g，红参 10g，炒黄柏 10g，车前子 10g，薏苡仁 30g，土茯苓 10g，石韦 10g。6 剂，水煎服，每日 1 剂，早、晚分服。②枯矾 30g，五倍子 30g。2 剂，外用。水煎，待温坐浴，每日 1 次，每次 30 分钟。

2015 年 8 月 11 日七诊：浮肿减轻，心慌缓减，睾丸仍肿大如升，咳嗽痰黏，纳可，舌质红，苔白，脉弦数。上方继服：①加金银花 30g，黄芩 10g，杏仁 10g，制附子 24g，红参 15g。6 剂，水煎服，每日 1 剂，早、晚分服。②外用药继用，2 剂。此次内服用药，在上方基础上加大红参、制附子，是意在增强温脾肾助心阳、益气养阴之力；加金银花清热解毒；黄柏清热解毒燥湿；杏仁止咳平喘。

2015 年 8 月 18 日八诊：浮肿基本消失，睾丸肿大亦明显减小，右胸部憋胀，咳痰色红，双足怕冷，小便困难，舌质红，苔白，脉滑。血色素 6g。上方继服，每日 1 剂，早、晚分服。外用药继用，2 剂。

按语：癌病的患者就诊时多属中晚期，本虚标实突出，患者局部有有形之包块，赵老师在治疗时一方面多用活血化瘀、化痰散结、理气行气之法；另一方面，多有脏腑阴阳气血之不足，用补益气血阴阳，扶正以祛邪的治法，这非常重要。在临证中可根据病情采用先攻后补，或先补后攻，或攻补兼施等方法。同时，应把顾护胃气的指导思想贯穿于治疗的始终，以期调理脾胃，滋养气血生化之源，扶助正气。对癌病的预防应当做到，保养精气，劳逸结合，养成良好的生活、饮食习惯，戒烟，保持心情愉快，加强必要的防护措施。虽然癌病的病因尚未完全明了，但精血不足，脏气亏虚，气血阴阳失调，加之外邪入侵，是重要的致病因素。因此，赵老师提出的对癌症的认识掌握要简单、全面、抓本质和特点，辨证治疗以元、宗、血津、复为分期的方法需要我们在临床和学习过程中认真体会和深入研究。

案例2：弓某，女，42岁，2016年6月20日初诊。主诉：发现肺部结节4月。病史：患者因去年冬天胃口疼痛，春节后双肺上部疼痛，4月份呕吐2次，服吗丁啉好转。一周后，肺部胸片发现结节，现症见疲乏、恶心、胸痛、晨起胸痛，不咳嗽，食欲佳，眠可，二便调。苔白，舌淡，脉弦细。检查：2016年6月02日山西省肿瘤医院PET/CT示：右肺上叶尖段可见一类圆形软组织密度肿块影，大小约4.8cm×3.8cm×4.2cm，边缘不平整，可见分叶及毛刺征，密度不均匀，所见气道尚通畅，纵隔居中，双肺门及纵隔内未见增大和异常代谢淋巴结；双侧胸腔均可见少量弧形水样密度影；右侧胸膜可见呈局限性增厚。2016年6月8日山西省肿瘤医院病理诊断：右肺上叶腺癌。中医诊断：肺积。证型：气虚，痰浊中阻证。治疗：益气化痰，祛湿散结。处方：生黄芪30g，柴胡10g，清半夏10g，鸡内金6g，藿香10g，砂仁6g，神曲10g，白豆蔻6g，枳壳10g，黄芩10g，白术10g，蝉蜕10g，僵蚕6g，甘草6g。6剂，水煎服，每日1剂，早、晚分服。

2016年6月27日二诊：药后呕吐减，胃痛好转，恶心减，眼干，仍头晕，视物模糊，面部痤疮数枚，不咳，无痰。苔白，脉细长。效不更方，上方加金银花15g，白英30g。12剂，水煎服，每日1剂，早、晚分服。

2016年7月11日三诊：药后，饮食有增，不再恶心，呕吐，胸痛亦有缓解。苔白，脉细弦。上方继服去鸡内金、神曲、柴胡、枳壳，加薏苡仁30g，芦根30g，桃仁10g，金银花30g。12剂，水煎服，每日1剂，早、晚分服。

2016年8月8日四诊：药后到山西省肿瘤医院行CT检查示：双肺胸廓对称，右肺上叶不规则密度增高影，范围约3.0cm×2.5cm，边界不清，密度不均匀，邻近肺野散在小片状密度增高影；左肺上叶前段小结节，直径约0.6cm，胸膜无增厚，胸腔内未见明显积液。现无明显不适。苔白，脉细。继服处方：生黄芪30g，天冬10g，麦冬10g，太子参10g，清半夏10g，陈皮10g，砂仁6g，薏苡仁30g，蝉蜕10g，僵蚕10g，莪术10g，白英30g，白花蛇舌草30g，甘草6g。12剂，水煎服，每日1剂，早、晚分服。

按语：吾师认为本病以其来势凶猛，故初拟分三步治疗：首先养胃护后天；其次消胸水，治咳、喘、胀；第三治其本之癌肿。其人年轻体质好，胃气恢复之后便诸症均大见好转，以后再观察其变化。初诊时患者阳气不足，痰浊闭阻，故疲乏、胸痛；痰湿中阻，故呕吐、恶心、纳不香。阳气不足，以生黄芪、白术补之；痰浊闭阻，以半夏、僵蚕、蝉蜕散之；痰湿中阻，以藿香、砂仁、白豆蔻化之；食纳不香，以鸡内金、神曲助之；柴胡、枳壳，一升一降，使全身气机得以畅通；黄芩清其伏热甘草调和诸药。综观全方，有补有泻，有升有降，深中病机，故药后效显。二诊略作增减。三诊加薏苡仁、芦根、桃仁，即苇茎汤之意，以消胸水，巩固后天胃气。四诊时复查结节变小，积水消失，亦当为水到渠成之事。以后再缓消肺癌之结块。

结肠癌

结肠癌是指结肠黏膜上皮在环境或遗传等多种致癌因素作用下发生的恶性病变，是常见的消化道恶性肿瘤之一。好发于直肠及直肠与乙状结肠交界处，以 40～50 岁年龄组发病率最高，男性居多。结肠癌在我国的发病率有增高的趋势，发病原因与遗传、结肠腺瘤、息肉瘤、慢性炎性病变、少纤维、高脂肪饮食习惯等有一定关系。其起病隐匿，早期常无明显的临床表现，病情发展较慢，出现明显症状时大多已到了中晚期，是严重危害人们健康的可怕杀手。

结肠癌的临床表现有排便次数增多，排黏脓血便等，相当于中医的"锁肛痔""泄泻""痢疾"等，故可相互参照辨证论治。《黄帝内经》："积之始生，得寒乃生，厥乃成积也。"不可因大便次数增多，粪质稀薄而概用固涩，或是因有便血而概用攻伐，以犯虚虚实实之戒。笔者临证体验吾师赵尚华以益气健脾，温阳益肾，佐以清热解毒之法治疗一结肠癌病人，效果斐然，现列举于下，与同道探讨。

吴某，男，81 岁，太原市小店东峰村，2013 年 5 月 21 日初诊。患者大便溏薄，日 20 次已 20 余年，以往用药调理可以缓解症状。于2013年5月6日省武警医院，数字胃肠镜检查：距肛缘10cm处见菜花样隆起性肿物。B超所见：肝囊肿；左肾小结晶。甲功（-），白细胞2.92↓，癌胚抗原10.7↑。病理学诊断：绒毛管状腺瘤，恶变（直乙交界）。现症：大便溏泄，每日20次，便血，夹有黏液，白冻，腹痛，怕冷，精神萎靡。饮食尚好。因病人住院未能亲自前来诊治，其女儿索方。证型：脾肾亏虚，湿热之毒内侵。治法：健脾化湿，温阳益肾，佐以清热解毒。处方：①党参10g，炒白术10g，清半夏10g，干姜10g，肉桂6g，肉豆蔻10g，补骨脂10g，五味子10g，芡实10g，白英30g，黄连10g，白花蛇舌草30g，甘草6g。6剂，水煎服，每日1剂，早、晚分服。②龙宫莲胶囊10瓶，每次3片，每日3次，开水送服。③灌肠方：仙鹤草30g，白花蛇舌草30g，败酱草30g。3剂，水煎灌肠，每日1剂，早、晚分服。外用，煎汤，取120mL水煎灌肠，每日1次，保留30分钟以上。

2013年5月28日二诊：服上药后腹泻次数有减，便血止，右下肢肿胀，怕冷，背部尤甚，患者自诉平常容易感冒，且十余年不能正常饮食生活。苔白，左脉微弱，右脉滑。处方：5月21日方继服，加土茯苓30g，鸡血藤30g，川牛膝10g，灌肠方3剂同上。胶囊续服。

2013年6月4日三诊：服药后腹泻，每日6~7次，带有黏液，便血偶有一点，腹痛消失，右脚有轻度肿胀，肛门有下坠感，脊背怕冷。处方：5月21日方继服，加红参10g，肉桂10g，去党参。灌肠方：仙鹤草30g，白英30g，败酱草30g，白花蛇舌草30g。水煎120mL灌肠，每日1次，保留30分钟以上，2剂。

2013 年 6 月 18 日四诊：服上药后怕冷有减，时有肠鸣，大便次数已减为日 3~5 次，便血、白冻均消失，精神，饮食良好。苔白质暗，右脉滑，左脉缓滑。处方：①5 月 21 日继服，加红参 10g，云苓 10g，改肉桂 10g，去党参。②灌肠方：6 月 4 日方继用 2 剂。③龙宫莲胶囊继服。治疗仅近一月，效果显著，大便次数由 20 次减为日 3~5 次，便血，黏液，白冻及腹痛均消失，给予患者很大的信心，吾师仍按原法以调理善后。

按语：结肠癌，中医认为其病因多为湿热毒邪，但不可妄行攻伐，薛己《薛氏医案》服克伐剂，肿物增大如覆碗，日出清脓，不敛而殁。本例病程 20 余年，且病人年事已高，正气亏虚，湿热邪毒内侵，已成虚实夹杂之候，故应补虚泻实，标本兼顾。脾主运化，升降失职，清浊不分，发生泄泻；久泄日久，脾胃受损，日久伤肾，寒从中生。方中党参、炒白术健脾益气，清半夏、干姜、黄连取半夏泻心汤之意平调寒热以止泻，肉豆蔻、补骨脂、五味子即四神丸去吴萸，温补脾肾，涩肠止泻，芡实甘涩收敛，既健脾除湿，又能收敛止泻，白英、白花蛇舌草清热解毒，利湿消肿，现代药理研究有抗癌的功效，全方共奏温补脾肾、化湿止泻之效。二诊中，因患者出现右下肢肿胀，方加活血利水之品以消肿。又因其自诉有怕冷，背部尤甚的症状，三诊中加入红参和肉桂，背部脊柱为督脉所过，此处感觉寒冷，即督脉阳气亏损，肾为五脏阴阳之本，命门之火发越为全身的阳气，故方中加入肉桂，大辛大热之品以补火助阳，散寒止痛，引火归原。《汤液本草》谓其："补命门不足，益火消阴。"方中加入红参以大补元气，补脾益肺，生津，安神。患者泄泻日久，体内津液不足，"津能载气"，津液流失过多也会导致元气受损，红参用于此处，精妙恰当。本案能取显效，还有两个原因，一是服用龙宫莲胶囊，二为灌肠方的使用。

龙宫莲胶囊乃吾师自行研制的抗肿瘤成方。药物组成有：龙葵、守宫、半枝莲、白花蛇舌草、僵蚕、生薏苡仁等。龙葵性味苦寒，寒以清热，苦以燥湿，具有清热解毒、利水消肿之功效。半枝莲、白花蛇舌草、生薏苡仁解毒清利湿。守宫，味咸性寒，咸以软坚散结，可祛风定惊散结，合僵蚕味辛行散，能祛风化痰通络。癌病的中医认识是正气先损，热毒、痰湿、瘀血、气滞等蕴结于脏腑组织，相互搏结，日久积渐而成的一类恶性疾病。肿瘤已经形成，即为瘀滞，病程日久，湿瘀互结，投以此方，解毒利湿，化痰散结。脾为气血生化之源，为升降之枢，脾病最易生湿，癌病最易影响脾胃，运化失职，湿浊内蕴，为肿瘤生长提供了条件，此方针对其病理因素"湿热之毒"而设，验之于临床，卓有成效。

本例使用的灌肠方来源于民间验方，仙鹤草苦涩，性平，善收敛止血，止痢，并且具有补虚的作用，对于血痢及久病泻痢尤为适用，如《岭南采药录》单用本品煎服，治疗赤白痢。败酱草清热解毒，消痈排脓，祛瘀止痛。《本草纲目》谓其善排脓破血。白花蛇舌草微苦，甘寒，清热解毒，利湿通淋，利用本品清热解毒消肿之功，已广泛用于各种癌症的治疗。三药合同，清热解毒之功倍增，而且水煎保留灌肠，更能直达病所，有利于药液充分作用于患处，效果显著，更能体现中医外治法药专力宏之优势。本例效如桴鼓的原因有三，一为内服汤药；二为坚持服用龙宫莲抗肿瘤成方；三为外用灌肠方的使用。针对虚实夹杂之证，标本兼顾，攻补兼施，内外合治，效果斐然。

鼻咽癌

鼻咽癌是鼻咽黏膜常见的恶性肿瘤，好发于 30～59 岁患者，男性居多。中医学中没有鼻咽癌的名称，据其临床表现可归属于"失荣""鼻渊""真头痛""上石疽""控脑砂"等范畴。最早记载见于《黄帝内经》。《素问·气厥论》曰："鼻渊者，浊涕下不止也。传为衄蔑、瞑目。"历代医著对本病的症状已有较详细的描述。如明代《外科正宗》曰："失荣症生于耳前及项间，初如痰核，久则坚硬，渐大如石，破后无脓，惟流血水，坚硬仍作，肿痛异常，乃百死一生之症。"清代《医宗金鉴》曰："（上石疽）生于颈项两旁，形如桃李，皮色如常，坚硬如石，臀痛不热……初小渐大，难消难溃，既溃难敛，疲顽之症也。"又曰："鼻窍中时流黄浊涕……若久而不愈；鼻中淋沥腥秽血水，头眩虚晕而痛者……即名控脑砂。"关于本病的病因病机，历代医家也有较深入的认识。《外科正宗》曰："失荣者，先得后失，始富终贫；亦有虽居富贵，其心或因六欲不遂，损伤中气，郁火相凝，隧痰失道，停结而成。"《外科真诠》认为："石疽……乃肝经郁结，气血凝滞而成。"医家们已认识到本病"药石无功，针灸难效，万死一生，害人甚速"，乃总结了不少有效的治疗方法。《外科正宗》有内服和荣散坚丸和外敷飞龙阿魏化坚膏之法。《医宗金鉴》还强调据症辨治之法："初起气实者，宜服舒肝溃坚汤；

气虚者，宜服香贝养荣汤。外用葱白、蜂蜜，捣泥敷贴。久不消者，以阳燧锭每日灸之，或消、或软、或将溃为度。"

鼻咽癌的病机为先天禀赋不足，后天起居失常、饮食失宜等导致正气亏虚，脏腑功能低下，气运无力，痰饮水湿不化，气滞血瘀痰凝，阻结于鼻咽而成癌。

王某，男，47岁，山西太原人，2012年8月10日初诊。鼻咽癌两个月，放疗33次，化疗4次。病史：2012年7月19日因鼻内大出血住院治疗，7月24日肿瘤医院诊断为鼻咽癌，双颈下淋巴转移。放疗后鼻窦、双耳乳突受侵。患者精神差，面色㿠白、疲乏无力，头晕，鼻塞，涕多色黄。听力下降，右侧手麻木，伴有贫血，饮食不好，口干，睡眠轻，二便调。脉细弱，苔黄质红。证属气阴两虚，热毒痰凝。治宜益气养阴，清热攻毒，化痰散结。处方：①红参6g，当归10g，生地黄18g，龟甲胶10g，三七粉3g，丹皮10g，辛夷12g，天冬10g，麦冬10g，蝉蜕10g，僵蚕10g，白英30g，龙胆草6g，藿香10g，砂仁6g，甘草6g。水煎服，6剂，每日1剂，早、晚分服。②龙宫莲胶囊，10瓶，1日3次，1次3片。

2012年8月22日二诊：患者午后低热，体温37.5～37.8℃，右侧手麻，食欲不好，口干，因患者病情严重，不愿就诊，其妻子于门诊代述。上方去红参，加地骨皮10g，鳖甲18g。12剂，水煎服，每日1剂，早、晚分服。

2012年9月21日三诊：精神差，疲乏无力，病情严重。自述体温降至37.2℃，怕冷，咽内有痰，不能平卧，涕黄而量多，夜间7～8点头不适，饮食有好转，口仍干，苔白，舌红肿，脉细。上方继服，加五味子 10g，干姜 10g，龙骨 30g，牡蛎 30g，去龙胆草，改红参为沙参 10g。

2012 年 10 月 19 日四诊：因患者病情严重，精神差不能来就诊，其妻子代述。近来疼痛剧烈（部位：右眼眶、后脑），右鼻仍塞，体温恢复到 36.8～36.9℃，睡眠不好，饮食少，大小便尚可，怕冷明显。处方：龙胆草 6g，炒栀子 10g，黄芩 10g，柴胡 10g，车前子 10g，泽泻 8g，川芎 18g，天麻 10g，白芷 10g，辛夷 10g，白附子 10g，甘草 6g。水煎服，6 剂，每日 1 剂，早、晚分服。

2013 年 1 月 18 日五诊：今患者本人前来就诊，上药加减服药 36 剂，耳周疼痛缓解，精神好转，面色也有改善。血常规（-）。现症：耳鸣、干咳、鼻涕多、音哑、言语不利。吞咽困难，进食则呛，难咽。头晕，小便黄。处方：清半夏 10g，砂仁 6g，麦冬 10g，石斛 10g，旋覆花 10g，白英 30g，蝉蜕 10g，僵蚕 10g，片姜黄 10g，酒大黄 3g，远志 10g，节菖蒲 10g，甘草 6g。6 剂，水煎服，每日 1 剂，早、晚分服。上方加减治疗 1 个月后，诸症平稳。至 2014 年，患者又因感冒前来治疗。面容恢复，判若两人，恢复工作。

按语：本例取效关键在于辨证分清虚实，掌握好标本缓急。先以益气养阴，清热化痰，使正气恢复。四诊时眼眶、后脑剧痛，辨证为肝胆实热，取龙胆泻肝之义而取效。之后以养胃清化热痰，预防病情复发而愈。

膀胱癌

膀胱癌是指来源于膀胱壁上皮组织和间质组织的恶性肿瘤。发病率在男性泌尿生殖系统肿瘤中仅次于前列腺癌，在中国则居首位。占全身恶性肿瘤的3%，近年来有增加之势。男性发病率约为女性的3～4倍，且以50～60岁发病率最高。中医学对本病的认识可溯到中国2000多年前的《黄帝内经》，如《素问·宣明五气论》说："膀胱不利为癃……"《素问·气厥论》指出："胞移热于膀胱，则癃溺血。"《四时刺逆从论》又说："少阳……涩则病积溲血。"后世医家对癃闭及血尿研究较多，并逐渐完善。隋代巢元方《诸病源候论》："血淋者，即尿血，谓之血淋。"朱丹溪在《丹溪心法》中指出："大抵小便出血……痛者谓之淋，不痛者谓之溺血。"从而将尿血与血淋做了进一步的区分。古代中医对膀胱癌没有专门研究，但对其相应临床症状有较多治疗经验，故对于膀胱癌不易手术者及手术后能明显改善临床症状，提高生存质量。

中医学认为，本病为长期受毒邪侵袭而致脾肾两亏或身体素虚，脾肾不足。脾主运化，肾主气化，运化失司，气化不利，则水湿内停，湿邪内停日久而生热，湿热下注于膀胱，而致尿频、尿急、尿痛。热灼络脉，迫血妄行，或气虚摄血无力而致血离经脉发为血淋。瘀血不去，新血不生，瘀热交搏，渐化为毒，毒热交织，腐蚀肌肉，则出现发热、贫血、衰竭之征象。

李某，男，78岁，安泽县人，2014年10月20日初诊。主诉：尿血伴腹痛1年。现病史：患者一年前因尿血伴腹痛，长治和平医院确认为膀胱癌。未行手术及放化疗，保守治疗不效后放弃治疗回家，具体治疗方案不详，用药不详。其女来我院内科问诊，希望予以中医中药治疗。现症：尿血，血色鲜红，小便日20余次，时尿管因瘀血堵塞而疼痛不利。精神不足，疲乏，大便每日3～4次，不成形。饮食尚可。舌脉不详。因未见病人，姑且依以常法治之。益气养阴以补宗气，通利三焦以利小便，并参以止血活血之药。方以柴翘五淋散加减（恩师经验方）：生黄芪30g，麦冬10g，山萸肉15g，五味子10g，当归10g，白芍10g，柴胡10g，连翘12g，栀子6g，茯苓10g，车前子（包）10g，仙鹤草30g，三七粉（冲）3g，甘草6g。3剂，水煎服，每日1剂，早、晚空腹温服。

2014年10月24日二诊：上药3剂后，患者精神有增，疲乏有减，小便颜色变浅，尚利，小便次数明显减少。大便仍3～5次不成形。饮食尚可。其女索方。效不更方，上方继服，加芡实15g以健脾固肾止泻。

2014年12月27日三诊：患者前后治疗两个月，均以前方加减治疗，服药40余剂。据其女所言，患者精神好，有气力，可下床活动，生活完全能够自理。近来双腿肿胀疼痛，邀余诊治。余因与患者素未闻面，故要求当面诊治。及至其家，患者体型健壮高大，未见消瘦。精神尚可，仍苦于小便次数多影响生活。观尿桶中小便色淡红，有沉淀。患者言颜色时好时坏。大便一天一次成形。饮食睡眠均好。未有腹胀痛。血常规：血色素10g以上。双下肢肿胀疼痛一周，可凹陷，有压痛。皮色紫暗，脱屑。苔白，脉左滑，右沉缓。辨证：患者下肢乃水瘀互结之股肿。治疗以益气养阴，活血利湿解毒以消其肿。自拟方：生黄芪30g，益母草30g，地龙10g，白花蛇舌草30g，丹参30g，赤芍10g，车前子10g，茯苓10g，仙鹤草30g，三七粉3g，泽泻12g，半边莲30g，甘草6g。5剂，水煎服，服法如前。

2015年1月3日四诊：患者之女来诊曰腿肿已消，仍宗以首方加减治疗。继续巩固维持，以善其后。

按语：患者系膀胱癌晚期，不能行手术，放弃治疗回家。愈初期治疗未闻面，仅以恩师所授宗分证治疗之大法为纲参以患者具体证候，治疗得效，患者信心有增，坚持治疗四个多月。后愈得见患者，思考其疗效，总结原因有三：一者患者素来壮实，脾胃运化之力尚可。虽未经西医手术及放化疗，肿瘤仍在，其邪如此，然正气尚存。此为取效之基也。二者患者虽知病情严重甚则病重不治，或时有烦躁，然未见其恐惧或忐忑不安。求生之意志不可小视，此为取效之志也。三者治疗得法。愈既得师授，亦以治疗有验，搜揽前贤心得，方以取效。可贵之处在于患者坚持服药，积极配合。方有此善果。然此病仍系危重之病，虽暂以转危为安，而望延生有恐难为。仍需密切观察，积极治疗，坚持服药。医学对恶性肿瘤发病规律及治疗的探索任重而道远，愈为后学，初涉岐黄，得闻恩师教诲，有志于此，详记所治之病，呈于恩师。积土成山而望兴焉！

胆管癌

胆管癌系原发于左右肝管至胆总管下端肝外胆管癌，不包括肝内胆管细胞癌和壶腹部癌，胆管癌好发于 50－70 岁之间，临床表现与胆囊癌相似，另可见胆囊胀大，肝大质硬，脾大，腹水等。胆道肿瘤相当于中医学的"黄疸""胁痛"等病。

秦某，女，69 岁，于 2013 年 3 月 19 日在第三中医院初诊。患者于半月前行胆管支架术后胃脘疼痛，便干，四日一次，口干，苔白，脉细。证属肝气郁滞，寒热错杂之痞证，予以疏肝理气，寒热平调，消痞散结。用小柴胡汤合半夏泻心汤加减。处方：柴胡 10g，党参 10g，黄芩 10g，白芍 10g，黄连 10g，半夏 10g，干姜 10g，炒白术 10g，藿香 10g，砂仁 6g，芒硝 6g。方中用藿香砂仁有行气化湿的作用，且行中焦之气，芒硝润燥软坚通大便。

2013 年 3 月 26 日二诊：服上药后大便通。现症：乏力，胃脘仍疼痛，口干有减，脉缓苔白，虑其正气受损，予以益气养阴、补养气血之法固其本，同时清热利湿行气，解毒散结抗癌治其标。以上方加生黄芪 30g，天冬 12g，当归 10g，白英 30g，芒硝 10g，去黄连。白英为抗癌之药，黄芪、天冬益气养阴，当归补血，活血止痛。

2013 年 4 月 2 日三诊：诸症好转，胃痛，肠鸣、牙痛、乏力。治疗仍以益气养阴，消痞散结抗癌。①以原方加生黄芪 30g，白英 30g，麦冬 10g，神曲 10g。②龙宫莲胶囊，1 日 3 次，1 次

3 片。

2013 年 4 月 9 日四诊：胃不痛，口干，大便正常，苔白，脉细。仍以益气养阴抗癌为主，疏肝理气，消痞散结为辅，因其大便正常，用原方加生黄芪 30g，白英 30g，麦冬 10g，五味子 10g，改芒硝 3g。五味子益气生津、增强益气养阴之功。

2013 年 4 月 16 日五诊：疼痛缓解，大便干，苔白，脉缓。用原方加大黄 6g，白英 30g，麦冬 12g，去芒硝。可能因 4 月 9 日方中五味子具有收敛固涩的作用，使其大便干，今日去五味子，不用芒硝，改用大黄使其大便通畅，黄芪也为补益之品，今日便干，不宜用。

2013 年 4 月 23 日六诊：胃痛，大便两日一次，苔白，脉缓。用原方生黄芪 30g，白英 30g，神曲 10g。大便好转，则去掉大黄，脉转缓，说明气阴亏损情况好转，可去麦冬。

按语： 胆管癌，其临床表现主要为进行性持续性黄疸，腹痛，胆囊肿大，脾肿大，伴腹水，以及伴发明显的胃肠道症状，治以疏肝解郁，利胆和胃。而本病例中，利胆的中药却没有用，例如茵陈、栀子等。本病例中主要症状为胃脘疼痛，便干，将胃脘疼痛为痞满，治以消痞疏肝用半夏泻心汤与小柴胡汤加减为基础方，加藿香、砂仁行气化湿，并以益气养阴之黄芪、天冬、麦冬贯穿病理始终，随症加减。方中神曲用在于消除胀满，用药中应注意五味子益气生津的同时具有收敛固涩之弊，便干者慎用。脉细说明阴分亏损，应益气养阴，生黄芪、麦冬、天冬可用。

卵巢癌

中医认为，卵巢癌的出现主要是由于正气不足，邪气内聚，病机属于本虚标实，一般情况下，卵巢癌发病初期主要是以攻邪为主兼扶正气，后期治疗则主要是以扶正为主兼祛邪气，邪气主要表现为气滞血瘀、湿毒壅盛两种类型，正虚则主要表现为气阴两虚。以下是赵老门诊上的两例典型病例。

案例 1（卵巢癌淋巴结转移）：褚某，女性，31 岁，新疆吉木萨尔县人，因间断性腹痛 1 年余，于 2015 年 10 月就诊于北京协和医院，行各项检查结果如下：血红蛋白 107g/L，碱性磷酸酶 346U/L，白蛋白 30g/L。腹部增强 CT：双侧附件区多发囊实性占位，右侧为著，恶性肿瘤可能性较大；腹膜、大网膜转移癌可能；腹膜后、肠系膜盆腔多发增大淋巴结，转移可能；盆腔积液。于 2015 年 11 月，就诊于北京肿瘤医院，诊断为卵巢癌。病检结果：符合低级别浆液性乳头状瘤，不排除卵巢癌转移可能。遂于 2015 年 11 月、12 月就诊于北京肿瘤医院，住院期间行化疗治疗，顺铂联合白介素－2 盆腔灌注，化疗后腹痛减轻，伴乏力明显，易疲累，纳食减少，夜难寐，且随化疗次数增加，上述症状明显加重。欲结合中药治疗，经由亲戚推荐前来赵尚华全国名老中医药专家门诊就诊。

2016 年 2 月 24 日初诊：患者精神疲乏，形体消瘦，面色灰青，晦暗无光泽，脐周间断性疼痛，拒按，口服"盐酸羟考酮片"可缓解，自发病以来体重减轻 30kg，形易疲，纳食少，夜难寐，二便尚可，舌质淡白，脉沉细。辨证属于津证之气阴两虚，治宜益气养阴为主，辅以攻毒。处方：熟地黄18g，红参10g，生黄芪30g，山萸肉10g，肉桂10g，白芍15g，八月札10g，女贞子10g，阿胶10g，肉苁蓉12g，守宫6g，乌药10g，炒小茴香10g，枸杞子10g，甘草6g。7剂，水煎服，每日1剂，早、晚分服。

2016年3月18日二诊：患者于2月27日赴北京行第三次腹腔灌注治疗（药物同前）后腹痛加剧，拒按难忍，服用益气养阴之前方后疼痛可解，遂自行停服"盐酸羟考酮片"。经诊视，患者诉睡前烦热难眠，余症、舌脉如前，治守原方加减。原方加生地黄16g，丹皮18g，赤芍10g，砂仁6g。7剂，服法同上。

2016年4月13日三诊：患者惧怕腹腔灌注治疗后腹痛加剧难忍，中断化疗。现患者面色萎黄，夜间腹痛明显，呈牵扯感，口服"盐酸羟考酮片"后可缓解，乏力改善，纳食增加，烦热已除，寝可安，二便调，舌质淡，苔白，脉沉细。处方：生地黄18g，丹皮18g，紫草10g，肉桂10g，土茯苓30g，枸杞子10g，白花蛇舌草30g，当归10g，乌药10g，生黄芪30g，生薏苡仁30g，白英30g，干姜6g，甘草6g。7剂，服法同上。

2016年4月20日四诊：患者面色萎黄，脐周疼痛，痛时引及腰背，尤以寅时为甚，易疲嗜睡，纳差，进食后觉胃气上逆，睡眠一般，大便溏泄，小便可，舌淡，苔白，脉细。继服上方，加红参10g，熟地黄12g，砂仁6g。7剂，服法同前。

按语：本病案属津证典型病案，其辨证要点如下：①癌毒久袭，瘤体狂夺精微以自养，使形体大伤，故体重骤降。②正气日益亏虚，无力制约癌毒；致使癌毒扩散至全身。③癌毒日益增强，过度耗伤气血津液，则形体瘦削。甚者如《素问·玉机真脏论》所言"大骨枯槁，大肉陷下，身热，脱肉破䐃，真脏见"。④癌毒侵蚀五脏六腑，四肢百骸，则疼痛难忍。此期患者治则如下：加强脾胃运化功能，顾护胃气，此即《黄帝内经》之"得谷者昌，失谷者亡"。

案例 2（卵巢癌术后调理）：王某，女性，75 岁，山西山阴县人。卵巢癌术后三月余。于 2014 年 9 月 26 日初诊。主诉：间断性下腹部隐痛，大便时干时稀，饮食尚可。2014 年 9 月 17 日术后复查各项生化指标均正常。左侧髂骨区可触及囊性包块。舌质红，苔薄白，脉细。辨证为气血不足，邪毒内蕴证，治宜行气补血、清下焦湿热为治疗原则。处方：生黄芪 30g，当归 10g，炒白术 10g，陈皮 10g，土茯苓 30g，生薏苡仁 30g，白英 30g，金银花 18g，麦冬 10g，泽泻 18g，马齿苋 30g，甘草 6g。6 剂，水煎服，每日 1 剂，早、晚分服。

2014 年 11 月 7 日二诊：上药后大便正常，饮食尚可，左侧下腹部偶有刺痛感，咽喉疼痛。舌质红，苔薄黄，脉细涩。上方继服，加川楝子 10g，延胡索 10g，柴胡 10g，去金银花。12 剂，水煎服，每日 1 剂，早、晚分服。龙宫莲胶囊 10 瓶，每次 3 粒，每日 3 次。

2014 年 12 月 5 日三诊：服上药后，症状明显改善，病情平稳，无不适症状，由女儿索方。继服上方。12 剂，水煎服，每日 1 剂，早、晚分服。龙宫莲胶囊 10 瓶，每次 3 粒，每日 3 次。

2015 年 1 月 30 日四诊：卵巢癌术后半年余。本次由于患者在家干活劳累后出现下腹部痛及腰困症状，舌质红，苔薄白，脉沉细。辨证为脾肾阳虚证，治宜行气健脾、温阳补肾为治疗原则。处方：生黄芪 30g，党参 10g，炒白术 10g，麦冬 10g，黄连 10g，白芍 10g，肉桂 10g，淫羊藿 10g，肉苁蓉 10g，甘草 6g。12 剂，水煎服，每日 1 剂，早、晚分服。

2015 年 6 月 12 日五诊：患者卵巢癌术后一年。复查彩超提示：子宫及双侧附件切除术后，盆腔未见明显异常。间断性下腹部痛较前缓解，口干，睡眠及饮食明显好转，舌质淡，苔白，脉缓。上方继服加枸杞子 10g，乌药 10g，炒小茴香 10g。12 剂，水煎服，每日 1 剂，早、晚分服。龙宫莲胶囊 10 瓶，每次 3 粒，每日 3 次。

按语：《景岳全书·积聚》中云："凡积聚之治，如经之云者，亦既尽矣。然欲总其要，不过四法，日攻，日消，日散，日补，四者而已。"本例患者为典型卵巢癌术后元气大伤，邪毒未清。故患者正虚明显者，则以补益气血、扶正为主，兼顾抗癌解毒、化痰软坚、散瘀消肿。收效明显，患者生活质量明显提高。

白血病

AML－M4（acute myelocytic leukemia）即急性髓细胞白血病。临床中急性骨髓系白血病可分为 M0～M7 一共 8 种。血红蛋白和红细胞数为中度到重度减少。白细胞数可增高、正常或减少。外周血可见粒及单核两系早期细胞，原单核和幼单核细胞可占 30%～40%。血小板呈重度减少。骨髓增生极度活跃或明显活跃。临床症状多见患者高热、头痛、头晕、全身乏力、食欲不振等不适症状，是急性白血病中较为常见的一类型。

中医将急性白血病归于"急劳""热劳""血证"等范畴，白血病的发生多为禀赋不足，正气虚弱，热毒内侵，邪蕴骨髓，热毒之邪自骨髓向外蒸发，弥漫三焦，脏腑壅滞，气分热盛；或伤及营血，营血热炽，高热不退，热毒炼津为痰，痰瘀热毒，交织为患。热毒伤及血脉，迫血妄行，或瘀血内阻，经脉瘀滞，瘀热相搏，血不循经，可致出血诸症。邪毒侵袭机体，潜伏经络，阻碍气血运行，气滞血瘀痰阻，结于胁下可形成肿块，肝脾、淋巴结肿大、骨痛等。邪毒深伏骨髓，日久消灼精血，可致阴阳气血亏损。概言之，本病热毒、痰凝、血瘀、正虚互为因果，形成虚实夹杂之证，贯穿于疾病的始终。

王某，男性，35 岁，山西省长治市平顺县人，于 2015 年 6 月 16 日以"间断性发热 4 月，加重伴头晕 10 天"入住山西医科大学第二附属医院血液科，入院查血细胞分析五分类提示：白细胞 1.90×10^9/L，中性粒细胞 1.06×10^9/L，血小板 12.00×10^9/L，红细胞 1.82×10^{12}/L，血红蛋白 68.00g/L。入院行骨髓穿刺术诊断：AML；AML – M4。入院后给予 VDDA 化疗方案治疗，曾用激素治疗，入院 16 天患者体温恢复正常，症状控制不明显，白细胞明显减少到危急值，下病危通知书，患者放弃治疗出院，遂就诊于赵尚华门诊。

2015 年 7 月 7 日初诊：患者自诉头痛 20 天。饮食可，睡眠及小便正常，大便 2 ~ 3 次/天，欠爽。舌质红，苔薄白，脉滑。属津分证之气阴大伤、余毒未清证。治法：益气养津，兼清余毒。处方：生黄芪 30g，红参 10g，熟地黄 10g，鹿角胶 10g，阿

胶 10g，三七粉 4g，生地黄 18g，黄芩 10g，女贞子 10g，黄精
10g，煅龙骨 10g，甘草 6g。6 剂，水煎服，每日 1 剂，早、晚
分服。

2015 年 7 月 14 日二诊：患者自诉头痛症状缓解，大便时有
疼痛感，小便次数频多，口干，饮食及睡眠均正常。复查血细胞
分析五分类：白细胞 $1.81 \times 10^9/L$，中性粒细胞 $0.40 \times 10^9/L$，中
性粒细胞 21.8%，血小板 $645 \times 10^9/L$，红细胞 $1.98 \times 10^{12}/L$，血
红蛋白 67.00g/L。舌质紫，苔薄白，脉滑数。处方：上方继服加
木香 10g，石韦 10g，改熟地黄 18g。6 剂，水煎服，每日 1 剂，
早、晚分服。

2015 年 7 月 21 日三诊：自诉服上药后不适症状改善，轻度
抽筋，饮食及睡眠均正常，患者舌质紫，苔薄白，脉滑数。处
方：上方继服去鹿角胶，加山萸肉 10g。12 剂，水煎服，每日 1
剂，早、晚分服。

2015 年 8 月 4 日四诊：患者自诉不适症状明显改善，大便时
有轻度疼痛感，无出血，无其他不适症状，饮食及睡眠均正常。
今日复查血细胞分析五分类：白细胞 $9.68 \times 10^9/L$，中性粒细胞
$6.97 \times 10^9/L$，中性粒细胞 72.0%，血小板 $389 \times 10^9/L$，红细胞
$3.82 \times 10^{12}/L$，血红蛋白 123.00g/L。患者指标明显恢复，患者舌
质紫，苔薄白，脉滑数。处方：上方继服，加虎杖 6g。6 剂，水
煎服，每日 1 剂，早、晚分服。

2015 年 8 月 11 日五诊：患者自诉精神明显好转，乏力症状
消失，大便较前明显改善，无不适症状，饮食及睡眠均正常。再
次复查血细胞分析五分类：白细胞 $9.11 \times 10^9/L$，中性粒细胞

$6.60 \times 10^9/L$，中性粒细胞 72.5%，血小板 $287 \times 10^9/L$，红细胞 $3.90 \times 10^{12}/L$，血红蛋白 123.00g/L。患者指标已接近正常，患者舌质紫，苔薄白，脉滑缓。处方：上方继服去阿胶、鹿角胶，加鳖甲30g。6剂，水煎服，每日1剂，早、晚分服。一周后患者再次门诊复查，各项指标均恢复正常值，患者症状全部消失，无不适主诉。2016年春天又来诊，上次治疗后恢复工作，去北京打工，出现腰椎间盘突出症，腰痛前来治疗。

按语：急性白血病的中医治疗，赵尚华教授本着辨证、辨病相结合的原则，在发病期，可分为热毒炽盛、血热妄行；热毒内盛、瘀血阻滞；毒热未清、气阴两虚等类型，治疗以清热解毒为主，配合凉血止血、活血化瘀、益气养阴等法。缓解期多见热毒内蕴、湿热蕴结、气阴两虚、脾胃虚弱、脾肾两虚等类型，治疗以解毒、清利湿热、益气养阴、健脾和胃、补脾益肾等法。

本案例为典型的急性白血病患者，患者以高热入院，入院后给予化疗治疗，经过大剂量的西药化疗治疗，虽然病情得到一定控制，但是患者正气已虚，正气存内，邪不可干，此时患者正气不足，机体免疫力明显下降，可能合并其他脏器的感染等症。赵老根据患者此时情况，辨病辨证分析后患者属于气阴两虚，热毒内蕴证；治法当以益气养津、清热凉血、扶正祛邪并重为原则；方中重用生黄芪大补元气，熟地黄、阿胶、鹿角胶、三七粉活血补血；生地黄、黄芩、鳖甲清热凉血滋阴；红参、女贞子、黄精扶正祛邪；用药6剂后症状明显改善，经过几周的加减用药，患者不仅症状好转，化验指标均恢复正常，可以充分说明赵老思路清晰，辨证准确，用药得当，疗效显著，也为中医药治疗急性白血病提供了很好的辨证思路及宝贵的临床经验。中医药能否治愈急性白血病，始终存在着争论，个别病人使用纯中药可达长期缓解，说明中药治疗是有效的，中药治疗不同于西医的化疗，可使白血病细胞缓慢下降，而疗效巩固不易复发，且身体状态好，有利于免疫力的恢复。

肝癌

肝癌，归属于中医鼓胀范畴。系指肝病日久，肝脾肾功能失调，气滞、血瘀、水停于腹中所导致的以腹胀大如鼓、皮色苍黄、脉络暴露为主要临床表现的一种病证。本病多因酒食不节、情志所伤、虫毒感染或黄疸、积聚病后续发所致。鼓胀的病变部位在肝、脾、肾，基本病机是肝脾肾三脏功能失调，气、血、水、瘀积腹中而致。本病的病机特点为本虚标实，所以治疗原则的确立应在辨别虚实的基础上，选择合适的攻补兼施之法。

傅某，男，61岁，山西太原人，2015年1月23日初诊。主诉：肝肠术后1个月。现病史：患者2015年1月19日省肿瘤医院出院诊断：右肝腺癌；横结肠腺癌；小肠腺癌。2014年3月3日曾肝切除一次。20年前曾行结肠癌手术两次。四次均为原发癌，患者面色晦暗，无光泽，现刀口疼痛，饮食可，睡眠欠佳，大小便正常。舌质红，苔薄白，脉弦细。当时主管医生认为患者处于癌症晚期，生存时间约半年。根据患者症状及舌脉象，病属血分证，乃气阴亏虚、余毒未清，治宜补气养津、兼清余毒。处方：生黄芪30g，天冬10g，麦冬10g，薏苡仁30g，山萸肉10g，半边莲 30g，板蓝根 10g，生地黄 30g，紫草 10g，白花蛇舌草 30g，甘草 6g。6 剂，水煎服，每日 1 剂，早、晚分服。

2015 年 3 月 25 日二诊：服上药 2 月余，每周 6 剂，每日 1 剂。现症：患者 2015 年 3 月 23 日查肝功胆红素略高，余正常。癌胚抗原（－）。腹部 CT：肝及结肠术后，肝多发结节（肝右叶结节最大径约 1.3～3.8cm，肝左外叶及尾叶结节，直径 0.5～1cm）。患者近期无明显不适，精神好，可行几公里路，饮食、睡眠可，舌红，苔白，脉缓。上方继服，加茵陈 18g，蝉蜕 10g，僵蚕 10g，去半边莲、山萸肉。12 剂，水煎服，早、晚分服。

2015 年 4 月 8 日三诊：患者精神状态好，饮食、睡眠可。患有颈椎病，后背酸困，体重增加 1.5kg，气色明显好转，舌红，苔白，脉沉。患者体质渐恢复，正虚已明显好转，以邪热内结为主，病属血分证，治以凉血散邪、清热攻毒。处方：①生地黄 30g，丹皮 30g，紫草 10g，山萸肉 10g，生薏苡仁 30g，板蓝根 30g，土茯苓 30g，守宫 6g，蝉蜕 10g，茵陈 15g，甘草 6g。6 剂，水煎服，每日 1 剂，早、晚分服。②龙宫莲胶囊 10 瓶，每次 3 粒，每日 3 次。

2015 年 9 月 16 日四诊：上药加减服用 4 月余。患者精神状态好，饮食、睡眠均可，大便正常。每天散步十几里，平躺时右上腹偶有刺痛。舌红，苔白，脉缓。证属血分热毒未清，继以凉血攻毒为主。处方：生地黄 30g，丹皮 30g，紫草 10g，金钱草 30g，板蓝根 30g，五味子 10g，白花蛇舌草 30g，生黄芪 30g，山萸肉 10g，莪术 10g，鳖甲 30g，甘草 6g。12 剂，水煎服，每日 1 剂，早、晚分服。

2015 年 11 月 27 日五诊：上方加减服药 2 月余。患者肝肠手术后 1 年，精神状态良好，饮食、睡眠均可，无其他不适。舌红，苔白，脉细。继以上法，再加斑蝥攻毒以治之。患者因早已超出主管医生预期的生存期，信心满满，一直坚持服上药。

2016 年 9 月六诊：今年在上法治疗的基础上，又加斑蝥丸，1 天 3 次，每次 1 丸。生存状态良好，坚持体育锻炼，正常工作，快乐生活。

按语：肝癌的治疗，赵尚华教授本着辨证、辨病相结合的原则，在血分证期，治宜凉血散瘀，攻毒消癥为主；宗分证多以清热攻毒、利湿化瘀为治；后期如果出现津分证则在大力滋补阴津的基础上温阳益气以求救其标，延长寿命，以求再寻生机。

肝血管瘤

血瘤，是因体表血络扩张，纵横丛集而成的一种良性肿瘤，又称"红丝瘤"，其特点是瘤体鲜红或暗紫，或呈局限性柔软肿块，边界不清，触之如海绵状。《外科正宗》记载："治当养血凉血，抑火滋阴，安敛心神，调和血脉，芩连二母丸是也。"

血管瘤分为毛细管瘤（由发育异常的扩张的毛细血管扩张构成）、海绵状血管瘤（由发育畸形的无数血窦组成）和萝状血管瘤（血管壁显著扩张的动脉与静脉直接吻合而成）。在治疗方面，以注射疗法和手术疗法为主。血管瘤由于血供丰富，手术易造成大量出血，因此，中医治疗具有独特的优势，吾师赵尚华教授宗外科大家夏少农益气养阴攻毒之法治疗血管瘤，在临床上取得显著疗效。现举一案如下：

刘某，男，44岁，大同市人，2013年1月22日初诊。右侧胁肋隐隐不适10余年，现症：脚跟干裂，前胸及两臂多见小红点，晨起口干。2004年11月10日B超：肝右叶血管瘤4.4cm×3.1cm。2013年1月3日中国人民解放军322医院腹部B超：肝右叶内混合性包块，性质待查，肝海绵状血管瘤可能性，大小约9.2cm×9.2cm。舌红，苔白，脉弦细。辨证为气阴两虚，血热夹毒，治以益气养阴，凉血化瘀攻毒之法。处方：生黄芪30g，冬麦12g，白芍10g，鳖甲30g，土茯苓30g，白英30g，龙葵10g，川楝子10g，香附10g，甘草6g。12剂，水煎服，每日1剂，早、晚分服。

2013年2月6日二诊：服上药12剂后，偶有胃部发热不适，精神好转，口干，足跟裂好转，精神佳。仍守原方，加木馒头30g，紫草10g。12剂，水煎服，每日1剂，早、晚分服。

2013年4月24日六诊：上方加减共治疗3个月，省中医学院附属医院腹部彩超显示：肝右叶巨大高回声反射（血管瘤？），大小约7.0cm×6.1cm，肿物已明显减小，故效不更方，以原方加木馒头30g，紫草10g，丹皮10g，去川楝子和龙葵。12剂，水煎服，每日1剂，早、晚分服。嘱其继服，以图缓效。

按语：本病案患者血瘤体积在服药后明显减小，可见方证相应辨证准确。血瘤的病因为气阴两虚，气虚则不能帅血，则血无所依，阴虚则火旺，血热则迫血妄行，妄行之血上不溢为吐衄，下不渗为便血，而瘀于脉络之中，进而扩张成血瘤。夏少农认为"顽固难愈之外证是为夹毒"，故以益气养阴为主，凉血化瘀攻毒为佐。方中以麦冬、白芍、鳖甲滋阴养血，缓解患者足后跟发裂、口舌干等阴虚之象，患者右胁长久不适为气血不畅之象，故以川楝子、香附、丹皮、紫草等理气活血化瘀以通气血。生黄芪重用以益气，再佐以"土茯苓，木馒头，白英，龙葵"等攻毒之品，最终取得良效。

疑难杂病

不孕症

不孕症是妇科较为常见的病症，是指女子婚后未避孕有正常性生活，同居2年而未受孕者，称原发性不孕，古称"全不产"；曾有过妊娠，而后未避孕，又连续2年未再受孕者称为继发性不孕，古称"断续"。

西医学也称不孕症，分为先天的生殖器官或解部生理方面的缺陷，无法纠正而不能妊娠者，称绝对不孕症；因某些因素阻碍受孕者，称相对性不孕症。西医学认为引起不孕的主要原因有：排卵障碍，精液异常，输卵管异常，不明原因的不孕，子宫内膜异位症，免疫学不孕等。而输卵管异常是指双侧、单侧输卵管缺如、输卵管畸形、输卵管堵塞、输卵管积水等。输卵管异常约占1/3。输卵管在捡拾卵子和运输卵子，精子和受精卵方面发挥着重要的作用，输卵管也是精子获得，精卵相遇，受精的场所。而感染和手术操作极易使输卵管黏膜受损，进而纤毛消失，蠕动障碍，以及阻塞或与周围组织粘连，影响输卵管的通畅性功能。因此，输卵管阻塞或通而不畅是女性不孕的重要原因。输卵管结核在生殖器结核中最常见，表现为输卵管增粗肥大，伞端外翻如烟斗状，甚至伞端封闭，输卵管僵直，结节状，部分可见干酪样团块或腹膜有粟粒样结节，约半数输卵管结核患者同时有子宫内膜结核。

中医学认为，不孕症的病因主要是：肾虚（肾气虚、肾阴虚、肾阳虚），肝气郁结，瘀滞胞宫，痰湿内阻等。其主要病机为肾气不足，冲任气血失调。正如《妇人大全良方·求嗣门》中言："凡欲求子，当先察夫妇有无劳伤。瘤害之属。依法调治，使内外和平，则妇人乐有子矣。"故本病的治疗以温养肾气，填精益血，调理冲任气血为主。现举我的老师赵尚华教授治疗不孕症的病案一例如下：

余某，女，27岁，山西太原人，已婚。2015年6月11日初诊。主诉：结婚3年未产子，去年宫外孕左侧卵巢已切除。既往史：20岁时曾患肺结核。现病史：平素易感冒，近来自觉右侧少腹部不适，面部痤疮，口干咽痛，饮食好，睡眠不实，便秘，月经量少，3~4天干净，体重50kg。舌质红，苔白，脉缓。2015年3月20日子宫附件X线报告：双侧输卵管未见显影。诊断：不孕症。证属阴血不足，痨伤血瘀。治法：滋阴养血，活血抗痨。处方：北沙参10g，麦冬10g，党参10g，当归10g，白芍10g，鳖甲30g，熟地黄10g，枸杞子10g，肉苁蓉10g，皂角刺10g，香附10g，黄芩10g，百部15g，丹参10g，甘草6g。6剂。每日1剂，水冲服，早、晚空腹温服。

分析：肺阴亏虚，虚火熏灼，咽喉失润则口干咽痛。阴液亏少，机体失于滋润濡养则形体消瘦，便秘。故用北沙参、麦冬养阴润肺，益胃生津；党参健脾益肺，养血生津。阴精不足，精不化血，血海不充，冲任空虚则月经量少；肝肾阴虚，虚火上扰，心神不案则睡眠不实。故用鳖甲、熟地黄、枸杞子、肉苁蓉滋阴养血，补益肝肾；当归、白芍养血调经，活血敛阴。阴血亏虚则易至局部气滞血瘀，故用皂角刺化瘀；香附疏肝解郁、理气宽中；曾染痨虫故用黄芩、百部、丹参清热润肺，活血抗痨；甘草调和诸药。

2015年6月18日二诊：服上药6剂后无明显不适，大便每日早晨一次，舌质红，苔白，脉弦细。2015年6月15日太原市中心医院检查：①胸部X线：双肺上野多发纤维钙化灶。②甲功（-）。③血沉（-）。上方继服，加水蛭5g，用以破血通经，逐瘀消癥，去党参。6剂，用法同前。此后数诊，患者无明显不适，继续以滋养肺胃之阴，补益肝肾，活血抗痨为治疗原则。皆在6月11日用药的基础上加减，用地龙通经活络，栀子清热除烦。

2015年8月4日五诊：月经第二天，时有腹痛，苔白，脉缓。诊断：经行腹痛，证属血虚失养，肾阳不足。治法：养血和血，温补肾阳。处方：熟地黄10g，当归10g，白芍10g，川芎10g，菟丝子10g，补骨脂10g，淫羊藿10g，肉苁蓉10g，甘草6g。6剂，每日1剂，水冲服，早、晚空腹温服。

分析：经期腹痛较显，是因精血失养，冲任亏虚，兼有气滞所致，故用四物汤补血和血，调理冲任，行气止痛；肾阳虚，失于温煦故疼痛较显，故用菟丝子等药增强温补肾阳之力，服上药6剂后腹痛缓解。后又用6月11日方继续治疗。

2015年9月8日七诊：上次月经8月26日至8月30日来。2015年9月2日山西妇幼保健医院检查，子宫X线示右侧输卵管通畅。继用 6 月 11 日方巩固疗效，又用药 12 剂。输卵管虽通，但月经仍不调。正如《万氏妇人科·种子章》中言："妇人无子，多因经候不调，药之辅，尤不可缓。若不调其经候，而与之治，徒用力与无用。"故调经为女子种子的前提，后宗此法调理月经。

按语：这一案例充分体现了赵老师总体把握，缓急有序，标本兼顾，各个击破的诊治过程。凡有痼疾者，当先制其素有痼疾，在此基础之上，调治新病才可收到较好的疗效，否则事倍而功半，甚则徒劳无功。

阳痿

中医认为，阳痿在成年男子多因为禀赋不足，纵欲过度，情志失调，饮食不节，或湿热下注，引起肝脾肾功能失调，宗筋弛纵，从而导致性交时阴茎萎软不举，或者举而不坚，或坚而不久，常有神疲乏力，腰膝酸软，畏寒肢冷，夜寐不安，精神苦闷，胆怯多疑，或小便不畅，淋漓不尽等，影响正常性生活的一种病症。其病机的关键在于肝、肾、心、脾受损，气血阴阳亏虚，阴络失于滋养，或肝郁湿阻，经络不畅，致宗筋弛纵不用。

吴某，男，39 岁，已婚，就诊于针灸研究所。2014 年 12 月 12 日初诊，进来由于工作压力大，一年前的老病阳痿复发，苔白，脉沉弦。证属脾肾阳虚。治宜温补脾肾。处方：加味羊肾丸加减。熟地黄 10g，党参 10g，锁阳 10g，山萸肉 10g，生薏苡仁 10g，菟丝子 10g，仙茅 10g，淫羊藿 10g，肉苁蓉 10g，巴戟天 10g，沙苑子 10g，全蝎 6g，甘草 6g。12 剂，水煎服，每日 1 剂，早、晚分服。

2015年12月12日二诊：近来由于工作压力大，又觉欠安，苔白，脉沉弦。上方继服，加紫河车3g。12剂，巩固调理。之后性功能恢复正常。嘱患者规律生活，则可长久。

乔某，男，33岁，已婚，研究所就诊。2014年12月11日初诊。主诉：腰困一年多。病史：早泄，便溏，腰椎间盘突出症，有外伤史。查体：苔白，脉弦。证属脾肾阳虚。治宜温补脾肾。处方：加味羊肾丸加减。党参10g，锁阳10g，山萸肉10g，生薏苡仁10g，菟丝子10g，仙茅10g，淫羊藿10g，巴戟天10g，芡实10g，沙苑子10g，枸杞子10g，金樱子10g，甘草6g。水煎服，每日1剂，早、晚分服。

2015年1月8日二诊：便溏，腰困缓解，苔白，脉细弦。上方继服，加炒白术10g，云苓10g，肉豆蔻10g，木香10g。去仙茅、沙苑子、生薏苡仁。这两个病例的区别在于一个是精神因素影响，一个是存在原有痼疾及外伤史，两个病例都同时伴有性功能障碍相关症状，故而列举进行分析。

按语：病例吴某曾于2013年就诊，患病当时三月余，经过治疗后好转，后经一年余，因工作压力大，又有些身体上的不适故来就诊。因患者患病时间较长并且又存在反复，首辨证为思虑伤脾，久则伤及肾阳，张子琳治疗阳痿大法，重在温补命门，认为命门火衰是根本，故处方中，首先应用扶助人体阳气的药物配伍增添人体阴精的药物相互为用，熟地黄味温性平，能补五脏之真阴而不滞，山萸肉酸敛甘温，能固阴补精，为"阴中之阳药"，补阴又能助阳；山萸肉、枸杞子滋阴益精，养肝补脾，意在"阴中求阳"。方中仙茅、淫羊藿、锁阳、菟丝子、巴戟天、肉苁蓉温肾阳，芡实甘涩平，益肾固精，沙苑子补肝益肾。全方填补命门真阴，以达治疗命门火衰的目的。故效不更方，加全蝎一味，在原有的温补肾阳的基础上疏通经络，症状改善明显。

病例乔某有外伤史，并且有腰困、便溏等脾肾阳虚的症状，本病属脾肾阳虚，故方中应用党参，生薏苡仁健脾益气；兼以温补肾阳诸药。阳痿之为病，大抵有四，一为命门火衰；二为思虑伤心脾；三为恐惧伤肾；四为湿热下注。两个病案为思虑伤及心脾，日久便溏。纵览两方，吾师均应用阴阳并补，脾肾同温之法，此为王冰"益火之源，以消阴翳"之法，方证准确，故而取效。

不安腿综合征

不安腿综合征，又称 Ekbom 综合征，相当于中医的"筋痹"，临床以夜间睡眠时双下肢有极度不适感，迫使患者不停地移动下肢或下地行走，严重影响患者的睡眠质量为主要症状。本病病因不明，现代医学认为可能与腿部血液循环障碍导致组织代谢产物蓄积有关，多发生于中老年人。西医采用对症治疗，用美多巴，卡马西平等。但这类药物副作用大，而且治疗不彻底。中医在治疗不安腿综合征方面有独特的疗效。吾师赵尚华从事疑难杂病的治疗多年，经验颇多，本人有幸跟师过程中目睹吾师治疗该病的全程，诚与大家共赏。

阎某，女，72岁，山西太原人。2009年2月13日初诊。患者左腿夜间拘挛 1 年多，一夜发作 12～13 次，严重影响响睡眠，北京某医院诊为"不安腿综合征"，伴膝关节怕冷。有高血压，糖尿病史，现都服药控制，近日又发现有颈椎病，苔白，脉缓。本病证属阳气不足，脉络瘀阻，肝风内动，筋脉失养。治之宜温补阳气，养血活血，疏风解痉，用黄芪桂枝五物汤加减治疗。处方：生黄芪 30g，桂枝 10g，白芍 12g，当归 10g，钩藤 15g，全蝎 10g，黄芩 6g，三七粉 3g，川牛膝 10g，木瓜 10g，灵磁石 30g，甘草 6g。

2009 年 3 月 6 日二诊：上药 12 剂后夜间下肢抽掣有减，一夜发作 4～5 次，苔白，脉缓。在原方基础上加减为治。处方：生黄芪 30g，桂枝 10g，白芍 12g，当归 10g，熟地黄 10g，川芎 10g，鸡血藤 30g，钩藤 15g，灵磁石 30g，甘草 6g。

2009 年 6 月 12 日三诊：上药 18 剂后，患者因高血压发作住院治疗，现停药两月余，近日来腿抽动明显减少，每晚起 3～4 次，大便 3 天 1 行，不干燥，血压 120/80～90mmHg，血糖用胰岛素控制，苔白，脉沉实。继用上方加减。处方：生黄芪 30g，桂枝 10g，白芍 10g，当归 10g，熟地黄 10g，川芎 10g，鸡血藤 30g，钩藤 15g，全蝎 10g，蜈蚣 2 条，白芷 10g，藁本 10g，川牛膝 10g，灵磁石 30g，甘草 6g。

2009 年 7 月 3 日四诊：上药 18 剂后，抽搐明显好转，临晚发作一次，苔白，脉缓有力。守上方继服改当归 12g，以巩固治疗。

按语： 筋痹属于痹证的一种。《素问·痹论》云："风、寒、湿三气杂至合而为痹也。"故丹溪治之以辛热之剂，疏散寒湿，开通郁结，使血行气和而愈，更宜忌口节欲，不宜食肉，肉属阳，大能助火。如此调治，无有不安者。而吾师在此基础上，又根据《素问·痿论》曰"肝主身之筋膜"，《灵枢·本神》云"肝悲哀动中则伤魂，魂伤则狂妄不精，不精则不正，当人阴缩而挛筋"及"痹在于筋则屈不伸"，夜卧多惊等理论提出此类筋痹的治疗可从肝论治，恰当地使用疏肝、清肝、养肝、缓肝之法，选用入肝经的中药进行加减化裁。

综观全方，黄芪性温归肺脾两经，补益在表之卫气以行血，桂枝味辛性温解肌祛风，温通经脉，二药同用使补而不滞，固而不敛，桂枝合白芍，调和营卫，平衡阳阳。《素问·痹论》云"食气入胃，散精于肝，淫气于筋"，肝阳不足，津亏液少，筋脉失养则痉挛，故以熟地黄、当归、白芍、川芎、鸡血藤行血补血，舒筋通络，大有"治风先治血，血行风自灭"之意。川牛膝药性平和，主入肝、肾经，在此一则活血通经，一则引气血下行，正所谓"欲其下行者，恒以之为引经"。钩藤性凉通心包于肝木，《本草新编》认为"去风其速，有风症者必宜用之"，《本草述》认为"钩藤治远年痛风瘫痪，筋脉拘急作痛不已者"，因此说平息肝之诸风首选钩藤。全蝎、蜈蚣性温主入肝经，性善走窜，能安邦定国，既平息肝风，又搜风通络。《本草经解》曰"白芷入足厥阴肝经"，《滇南本草》认为白芷"祛皮肤游走之风，止胃冷痛寒痛，周身寒湿疼痛"。《本草正义》云"藁本味辛气温，上行开散，专主太阳之寒风寒湿，而能疏达厥阴郁滞，功用与细辛、川芎、羌活近似"；灵磁石归心经，重镇安神，有提高睡眠质量的作用。甘草则调和诸药。统观全方，方中选用了大队辛温之品温阳散寒，根据"肝主筋""诸风掉眩皆属于肝"等理论配伍了疏散肝风之品，使全方看起来补中有散，散中有补，从而达到邪去正安的目的。

不安腿综合征仅是一个例子，而吾师赵尚华能够在前人研究的基础上，又有自己独特的思维和想法，不排斥经方、时方，亦不拘泥于经方、时方，充分体现了中医学在整体观念和辨证论治原则上的灵活性，也体现出了中医的博大精深。

复发性口腔溃疡

复发性口腔溃疡，为一种口腔黏膜局限孤立性溃疡，其特点是反复发作，久治难愈，轻者间断发生，数月一次；重者连绵不断，持续较长时期。有些患者病程甚至可达数年及至数十年之久。普遍认为本病与遗传、免疫、感染、内分泌，微量元素，精神等多种因素有关，其中免疫因素是本病发生的重要致病机理之一。治疗上，现代医学多选用激素、维生素B等药物进行治疗，中医认为本病的发生与内、外两方面因素有关，外因以热邪为主，内因多为情志内伤、饮食不节、房事劳倦所致，由于过食辛辣厚味之品，导致心脾积热或复感风热之邪，使热内传脏腑，热困中焦，郁而化火，火邪上炎循经上攻于口而发。或因素体虚弱或久病劳作过度，致肾阴不足，虚火上炎，或因思虑过度，内伤心阴致心火亢盛，循经上行，口舌受灼而溃烂，形成口疮。治疗上，采用"实者攻之，虚者补之"的大法，但临床上的复发性口疮病机虚实夹杂，病程迁延日久，病情往往不是那么单一。

李某，男，47 岁，山西原平人，2013 年 12 月 24 日初诊。2008 年患者因过食油腻之品，再加上将鲤鱼和甘草同食后起口疮，口疮每月发作一次，一次半月余方愈，前两年未进行治疗，从 2010 年在山大二院治疗 2 年，选用沙利度胺，强的松等药进行治疗，患者自觉用沙利度胺效果好，后又在省中医院治疗 8 月余，口疮未愈，兼见失眠、脱发。现症见口疮仍每月复发，发时舌尖疼痛，睡眠不实，脱发，眼周紧"抓"，手脚麻木，舌质紫，苔白，脉沉弦。辨证为胃阴不足，虚火上浮。治法：甘露饮加减。处方：生地黄 10g，熟地黄 10g，天冬 10g，黄连 10g，金银花 30g，蒲公英 30g，远志 6g，茯神 10g，太子参 10g，龙骨 30g，牡蛎 30g，甘草 6g。上药 12 剂后，加鸡血藤 30g，川牛膝 10g，炒枣仁 12g，细辛 3g。去远志 6g，茯神 10g。再服 12 剂，药后，患者舌尖疼痛，睡眠不实，均有好转。

患者初起的口疮是由于过食油腻之品，导致心脾积热但由于疾病迁延日久，热邪在体内耗伤阴液，最终由实致虚，虚实夹杂。所以选用甘露饮为基本方，来滋阴清热，此外还加上金银花，蒲公英来清热解毒，采用直接和间接两种方式来清虚火。

2014 年 2 月 25 日二诊：口疮仍每月复发，半月愈，伴手脚麻木，大便溏薄，呈喷射状，舌红苔白，脉缓。辨证为胃阴不足，脾气亏损，治以调补脾胃，方用甘露饮合四君子汤加减。处方：生地黄 12g，熟地黄 12g，天冬 10g，麦冬 10g，党参 10g，炒白求 15g，云苓 10g，蒲公英 30g，白花蛇舌草 30g，黄连 10g，细辛 3g，甘草 6g。24 剂药后，口疮已愈，伴见大便溏，饮食正常，脱发，苔白，脉细。辨证为脾气不足，胃阴虚损，将方子稍做调整，如下：党参 10g，炒白术 15g，云苓 10g，白花蛇舌草 30g，黄连 10g，蒲公英 30g，甘草 6g。上药 12 剂后，口疮发作缓解，3 ~ 4 日即愈。根据该阶段的症状大便溏，手脚麻木，可知皆是脾气虚，不能通达四肢，脾失运，不能很好地运化水谷、水湿，影响大肠，小肠的传导，泌别清浊功能。故在甘露饮的基础上再加四君子汤，根据临床疗效，第 2 个方子的效果要好，以补益脾气为主，兼补阴液，可以以方测证，反映出患者虚为主。

2014 年 6 月 16 日三诊：上药后，口疮发作虽缓解，但仍见大便溏，呈喷射状，小便黄，苔白，脉弦。辨证为脾虚湿困，心有积热，再以导火下行，温补脾胃为治，方用导赤散和参苓白术散加减，交替服用。一方：生地黄 18g，竹叶 10g，黄连 10g，通草 10g，车前子 10g，赤芍 10g，蒲公英 30g，甘草 6g。二方：党参 10g，云苓 10g，炒白术 10g，炒扁豆 10g，陈皮 10g，莲子 10g，砂仁 6g，炒薏苡仁 18g，制首乌 10g，芡实 10g，补骨脂 10g，甘草 6g。两方交替服用，但疗效不理想，上药后口疮仍发，疼痛甚妨碍进食，大便溏薄，脱发，眼周紧困。苔白，脉缓。可知单纯地清心火和补脾的效果都不太好。

2014 年 7 月 4 日四诊：上次治疗后症状未见好转，换方如下：党参 10g，炒白术 15g，苍术 12g，云苓 10g，芡实 10g，补骨脂 10g，肉豆蔻 10g，温阳固肾。以缓解患者现在所苦恼的大便呈喷射状溏泻。在补的同时，补中有清，用黄连、金银花、白花蛇舌草、车前子来清热。

上药 24 剂后，口疮发作减缓，3 ~ 4 日即愈，大便好转。苔白，脉细。上方加肉桂 3g，丹皮 18g，鳖甲 30g，杜仲 10g。此次口疮50日未发，在补脾益气、温脾止泻的基础上再加滋阴潜阳、温补肝肾之药。效果尚可，体现了阴中有阳、阳中有阴的用方思路。

按语： 该患者在最开始治疗时曾用两年激素类药物，这有可能导致后面的一些症状，如多毛，眼部紧"抓"感，诱发或加重溃疡，这可能是糖皮质激素的副作用引发的。经过前3个月主要以滋阴清热的思路来治疗后，患者出现大便溏薄，呈喷射状这一症状，后再加入黄芩一类清热利湿的药后，可否推测在这一过程中，脾阳受损，所以在使用四君子汤加减或加入温阳一类的药物时，大便溏这一症状缓解。但该疗程中，曾只服参苓白术散来健脾利湿，但效果不好，疗效最好的两次都是在以四君子主方的基础上，兼滋阴清热或温阳滋阴潜阳。可以方测证，得出该患者是脾气不足，兼阴液亏损。这与临床上的心脾积热证，风热证都不同，与虚火上浮也不尽相同，虚火上浮强调的是阴虚，而该患者气阴两虚，兼虚阳浮越于上。故治疗时标本兼顾。少加肉桂，引火归元，取到好的疗效。

重症肌无力

重症肌无力是乙丁酰胆碱受体抗体介导的一种神经——肌肉接头传递障碍所致的慢性自身免疫性疾病。表现为骨骼肌短暂活动后呈现记忆性肌无力。活动后加重，休息后减轻，朝轻暮重，全身肌肉均可受累，但以眼肌为主，呼吸肌受累可出现肌无力危象，危及患者生命。重症肌无力在临床上属于疑难杂病，其病程长，易复发，西医一般采用手术治疗和抗胆碱酯酶药物、激素类药物治疗，虽有一定疗效，但长期服用副作用大，而中医药在治疗该病方面则具有独特优势。它可以帮助撤减激素和调整机体的免疫功能。

重症肌无力可与中医药的"肌痿"相参。所谓痿者萎也。如草本之萎，无雨露则萎，若症如双目上睑下垂，亦犹是也。笔者临证体验吾师赵尚华教授以补中益气汤益气养阴，升阳举陷，治疗本病效果显著。

王某，男，65岁，太原人。2012年10月10日初诊。主诉：今年8月份出现眼睑下垂，上胞提举无力。2002年曾行心梗支架手术，2011年行甲状腺切除手术。山西省人民医院2012年9月19日心电图检查结果：窦性心动过缓，不正常心电图，陈旧性广泛前壁、下壁心梗，肢导联低电压。现症感觉上胞下垂，无力抬举，视一为二，晨起或休息后减轻，午后或劳累加重。疲乏无力，精神不振，舌质红，苔少，有齿痕，脉细缓。辨证：脾胃虚弱，气血双亏，筋脉失养。治法：益气养阴，升阳举陷。处方：生黄芪30g，党参10g，当归10g，枸杞子10g，炒白术10g，升麻3g，柴胡3g，菊花10g，夏枯草15g，木贼10g，甘草6g。6剂，水煎服，每日1剂，早、晚分服。

10月17日二诊：药后精神好转，复视有减，服新斯的明后腹泻，头晕，运动后心绞痛，余症同前，舌红苔白，有齿痕，脉沉细。处方：10月10日方继服，加枳壳18g，檀香10g，红参10g，去党参。6剂，水煎服，每日1剂，早、晚分服。

10月24日三诊：复视基本消失，左眼睑抬举无力，精神振作，但眼睛怕光，目珠转动则头晕，胸前不适，舌红苔白，有齿痕，脉沉缓。处方：10 月 10 日方，加枳壳 30g，檀香 10g，红参10g，去党参，改枸杞子 12g。6 剂，水煎服，每日 1 剂，早、晚分服。治疗前后一月余，眼睑已能抬举，故仍守原法，嘱其继服，以徐图功效。

按语： 痿证一般以虚证居多，所谓"虚则补之"，然其补虚当分气虚还是阴虚，气虚者治阳明，阴虚者补肝肾。本案例属脾胃虚弱证，脾胃气虚，清阳下陷，化源不充，筋脉失养，故以补中益气汤，升阳举陷。方中重用黄芪，以补中益气，升阳固表；党参、炒白术、甘草协黄芪加强补气健脾之功；当归养血和营，陈皮理气和胃，使诸药补而不滞；升麻引阳明之气上升，柴胡引少阳之气上升，二者为引经最重要，其佐脾阳升提；枸杞子性甘味平，平补肾精肝血，益精明目，使目窍气血生化有源，筋脉得以充养；而木贼、菊花、夏枯草三药相配，是吾师治疗眼底疾患的常用配伍经验，临床上疗效堪奇。"目受血而能视"，倘若目系血气不利，轻则头昏晕，重则失明。痿证日久，坐卧少动，气血亏虚，运行不畅，因此，在治疗时配合这三味药以利血气。气血顺畅，百脉通透，则其病可愈。然这三味药为何在临床上治疗眼疾可效如桴鼓？笔者索本求源，在《本草纲目》中找到了答案。其曰："夏枯草治目珠疼至夜则甚者，神效，以阳治阴也。"联系本案例，患者症状午后加重，因午后阳气渐衰故也，所以夏枯草用于此再合适不过了。又曰："菊花主治诸风，头眩肿痛，目欲脱，泪出，用菊花。"其曰："木贼气温微甘苦，中空而轻，阳中之阴，升也浮也，其可治眼目诸血疾，可治羞明怕日。"该药性升浮可使药效上行达于目，且其可主治患者出现的"眼睛怕光"
症状。如此观之，此三味药虽功效主治各有侧重，然皆可有效治
疗眼疾患。初诊时吾师考虑该病主诉为胞垂，急则治其标，故处
方中暂时并未考虑患者心脏病问题。吾师临床上面对症状繁杂的
患者时一般执简就繁，始终坚持立法严谨的原则。因此当二诊
时，老师结合主诉和既往史，因患者患有劳力型心绞痛，故加红
参、檀香以补心气、行气止痛。本案例主要采用补益脾胃的方法
治疗痿证，脾胃功能健旺，脾胃气机枢纽升降得顺，则各脏腑功
能旺盛，脉筋得以濡养，则痿证可渐恢复。此种通过扶脾益胃以
振奋后天之本源的治法即为"治痿独取阳明"的一种表现。临床
疾病病情复杂，尤其是慢性病，大多沉疴难治，但主要辨证准
确，皆可有方可循，有法可效。

高热不退

　　青蒿鳖甲汤首载曰《温病条辨》下焦篇，所治证候为温病后
期，阴分邪伏。病见夜热早凉者，现在可用于不明原因发热、慢
性肾盂肾炎、肾结核等，属阴虚内热，低热不退者。

　　患者邪气深伏阴分，阴气虽虚，但不能纯用养阴，滋腻太过
则恋热留邪，更不得任用苦寒，苦寒则化燥伤阴，必须养阴与透
热并进，而其又有里热较盛而不得外透则加上清热疏泄解毒之品
清透里热。

　　闻某，女，55岁，已婚，山西省神池县宰相村人，因间断发
热10个月，伴咳嗽，于2006年2月18日初诊。患者于10个月

前无明显诱因出现发热，寒战，体温最高可达40℃，自服退烧片后可缓解，但数小时后体温再次增高。夜间发热，白天体温如常，伴咳嗽，无痰。无胸痛、呕吐、咯血、气急、头晕等症状。自发病以来患者精神，睡眠尚可，大小便如常。

西医诊断及治疗：患者曾至忻州市防疫站排除布氏病，朔州市人民医院按肺炎输液治疗（具体不详），痊愈出院。6个月前无明显诱因上述症状再出现，至山西医科大学第一附属医院输液抗感染治疗，效果不明显，后至义井医院按肺结核治疗，因药物反应停药。后曾服中药好转出院（不详）。两个月前体温再次升高，至山西省人民医院输液治疗效果不佳，后至山西中医学院附属学院附属医院接受治疗。在我院做胸X片显示双下肺支气管感染，右肺中野外带小结节灶。CT显示双肺多发性结节占位，白细胞4.0×10^{-9}/L，中性粒细胞70.6%，红细胞平均血红蛋白浓度426g/L，血沉42mm/h。在我院治疗期间患者曾到结核病院做PPD排除肺结核。山西医科大学第一附属医院呼吸科排除恶性疾病，到肿瘤医院排除肿瘤性疾病，山西医科大学第二附属医院风湿科会诊基本排除风湿免疫性疫病，我院排除间质性肺炎。尿系列、贫血系列、疟疾、并且类风湿因子、布氏杆菌、外裴氏水平均未见异常，同时细菌抗原呈弱阳性，革兰阳性菌呈阴性，抗酸杆菌呈阴性。患者日常接受抗菌、抗病毒治疗，效果不佳，入夜热势无明显降低，仅在给予一些解热镇痛药或激素类药治疗后可稍加缓解。由于西医没有更好的治疗方法，转来中医治疗。

中医诊断及治疗：患者主诉间断发热1年左右，起始纳差，并于每日傍晚先恶寒后发热，后半夜体温可烧至39~40℃，高热时伴有咳嗽，无痰，于天明汗出热退，苔中后部黑灰，脉弦细。辨其证属阴虚发热，兼有邪气内伏。治以滋阴清热，解毒散邪，方用青蒿鳖甲汤加减。鳖甲 30g，青蒿 15g，丹皮 10g，地骨皮 10g，草果 10g，夏枯草 15g，连翘 12g，鱼腥草 30g，银柴胡 10g，金银花 30g，白花蛇舌草 30g。上方 3 剂，服毕第 3 剂后夜间未再热。上方继服以巩固疗效带方出院。

患者症见夜热早凉，辨证当属阴分有热，而单纯阴分有虚损而致阴不制阳，水不济火，阳亢为热大多不高于 39℃，而患者每热至 39～40℃，又患者体内尚有邪气未去，搏结阴分，则夜热较盛，而白天阳出于阴，邪不得阳助，而阴尚可制之故不发热。患者高热之时见咳嗽无痰，可知肺为邪热所扰，宣发肃降功能失常，热盛肺阴受损而见干咳无痰。又见患者饮食不佳可知邪热灼伤胃阴而致胃之受纳功能失常，脉见弦细提示阴损有邪相搏结，苔见黑灰知热极伤阴。四诊合参则可知患者热盛阴伤，有邪相搏。故治以清热解毒，滋阴散邪，予青蒿鳖甲汤加减治疗。方中鳖甲入至阴之分，滋阴退热，入络搜邪；青蒿芳香，清热透络，引邪外出，两味相合，共为君药。《温病条辨》谓其："有先入后出之妙，青蒿不能直入阴分，有鳖甲领之入也；鳖甲不能独出阳分，有青蒿领之出也。"佐丹皮辛苦性凉，泻阴中之伏火，使火退而阴生。而夏枯草，金银花，连翘，鱼腥草，白花蛇舌草共奏清热解毒疏散内热之效，银柴胡，地骨皮则清除虚热，滋养阴分，草果则防止苦寒败胃，又患者热型似中医认识之疟疾，而方中青蒿（见《本草纲目》）、草果（见《本草纲目》）、鳖甲（见《本草汇言》）等品兼具截疟之功。患者服后寒热大减，当属方证相对，效不更方，故嘱继服之。

按语：在对疾病的认识和治疗方面，吾师以仔细辨证，全面分析病情，在收集符合实际的四诊材料的基础上，结合病人个体的特点，全面分析病情而得出正确的辨证。利用相应治法以选择适当的方药如青蒿鳖甲汤，来调节整体的阴阳平衡。其立法处方既注重局部又重视整体，通过整体调节，使人体达到阴平阳秘的健康状态，从而使患者得到正确的治疗而热退出院，可见我们在临证时只要能够按照辨证的规律诊病就可以取得一定的效果。

类风湿关节炎

类风湿关节炎是种以侵蚀关节炎为主要表现的全身性自身免疫性疾病。本病以双手和腕等小关节受累为主的对称性，持续性多关节炎。除关节损害外，心、肺、肾、神经系统等器官或组织也可受累，任何年龄均可发病，好发于 30~50 岁，女性多见。类风湿关节炎在关节的表现有晨僵、疼痛、肿胀、关节畸形和关节功能障碍，还可累及心、肺、皮肤、眼、血液出现症状表现。

本病可参考中医的"痹证"论治，《素问·痹论》指出："风、寒、湿三气杂至，合而为痹。其风气胜者为行痹，寒气胜者为痛痹，湿气胜者为着痹也。"它的基本病机是风、寒、湿、热、痰瘀等邪气滞留肢体筋脉，关节肌肉，经络闭阻，不通则痛，痹证日久，耗伤气血，损及脏腑。应重视扶正，补肝肾，益气血为常用之法。笔者临床跟随吾师赵尚华巧从肾论治，治疗一例类风湿关节炎患者，效果斐然，举之如下：

刘某，女，35岁，太原人。2013年8月27日初诊。患者精神欠佳，疲乏二年多。患者素有类风湿关节炎，干燥综合征，现记忆力下降，停药后眼干，关节怕冷，变天时疼痛。2013年5月27日，山西大医院出院诊断：甲状腺功能减低症（二期）；干燥综合征；类风湿因子值124；胸部CT有小结节；高球蛋白血症，白细胞低。患者用白芍总苷、优甲乐、环磷酰胺等药物治疗。苔白，脉缓。证属：阴阳两虚，风湿偏盛。治法：阴阳双补，祛风除湿。处方：熟地黄10g，女贞子10g，肉苁蓉15g，巴戟天10g，紫河车6g，山萸肉10g，麦冬15g，天冬15g，淫羊藿10g，鹿衔草18g，桂枝10g，独活10g，豨莶草15g，甘草6g。水煎服，每日1剂，早、晚分服。

2013年9月26日二诊：服药初即自觉好转，眼干好转，怕冷，睡眠饮食均好。苔白，脉细缓。处方：上方加肉桂10g，五味子10g。

2013年11月19日三诊：患者11月5日体检：类风湿因子（－），抗"O"206；甲状腺球蛋白抗体0.33；FT3（－），FT4（－）。现症：口干，眼干，阴干，手足关节不适，腰困，下午精神不足，脉细苔白。处方：上方加当归10g，白芍10g，枸杞子10g，络石藤10g，去紫河车。治疗两月多，患者的类风湿因子，由阳性转为阴性，白细胞升至正常，而且眼干，口干等症状有好转，吾师仍遵原法，继续治疗。

按语： 现代医学认为，免疫功能紊乱是类风湿关节炎的主要发病机制。干燥综合征又称口眼干燥及关节炎综合征，是一种慢性炎症性自身免疫性疾病，西医认为系遗传性先天免疫系统异常，半数以上患者合并类风湿关节炎。二种疾病目前较为难治，吾师以补肾立法，效如桴鼓。肾藏精，为一身之本，因此，肾气，肾阴，肾阳就成为一身之气，一身之阴，一身之阳的根本。肾阳也称为"真阴""元阴"，对机体各个脏腑组织器官起着滋养、濡润的作用，所谓"五脏之阴，非此不能滋"；肾阳又称为"真阳""元阳"，对机体各个脏腑组织器官起着推动、温煦作用，所谓"五脏之阳，非此不能发"，二者相互制约，相互依存，相互为用，从而维护一身阴阳之平衡。肾为先天之本，人的整个生命活动都离不开肾的调节。本案例中，吾师以熟地黄、女贞子、山萸肉、天冬、麦冬滋阴养血，精血同源，以资肾阳；肉苁蓉、巴戟天、紫河车、淫羊藿温肾壮阳，以资肾阳；鹿衔草、桂枝、独活、豨莶草祛风除湿，通络止痛。二诊中加入肉桂，补火助阳，益阳消阴，五味子益气生津，补肾宁心，二诊之后类风湿因子由阳转阴，实属不易。肾的生理、病理都需要我们认真探究，现代的很多疑难病以他法，常法不效，而从肾论治，以变法治疗多有意想不到的效果。本例免疫系统的疾病以补肾阴，温肾阳，阴阳双补而获效，说明肾脏对免疫系统有着重要的作用，而滋肾阳、温肾阳的中药则对免疫系统有调节作用，现代药理研究，女贞子可增强非特异性免疫功能，对异常的免疫功能具有双向调节作用，熟地黄、天麦冬有增强免疫功能，增强垂体肾上腺皮系系统作用。补肾温阳的药物也能增强下丘脑－垂体－性腺轴及肾上腺皮质轴、胸腺轴等内分泌系统的分泌功能。紫河车补肾益精，养血益气。《本草经疏》："人胞用补阴阳两虚之药，有反本还原之功。"补肾阳，温肾阳以调节免疫，增强免疫力。本例患者病程日久，虚实夹杂，阴阳两虚为本，风湿偏盛为标，故方中加入鹿衔草、桂枝、独活、豨莶草以祛风湿，加以补阴壮阳，标本兼治，以补肾立法，收有佳效。

下篇

弟子心得与赵老医话

弟子心得

贾颖：对张子琳老先生经验研习心得

一、精研经典，遵古不泥

张子琳（1894—1983），字桂崖，号宏达，山西省五台县人。张老为著名中医临床家，擅长于中医内科、妇科及外科疾病的辨证论治，从 1957 年始任职于山西省中医研究所（山西省中医药研究院前身）直至退休。

无规矩不成方圆，张老一向强调：中医经典就是为中医学立的规矩，是中医治疗疾病的方向与原则。他常说：作为一个名副其实的中医，必须循经典著作之规，蹈辨证施治之矩。他在治学和临证时，始终遵循"天人相应"的规律，恪守辨证施治的基本原则。他说："诊病、下药须因人、因地和因时而异。"他又说："病名为虚，不可成为治病的根据；证情是实，有证便自有方药。"他举例说明这一道理：张老曾经治五台县城患者吴某，素有吸毒嗜好，因高龄患便秘数月。前医以苦寒泻下，硝黄并用，反更秘结不解。诊其脉，虚弱无力。遂用补中益气汤加火麻仁，去党参，加人参，2 剂而通。可见治疗便秘，亦应因人而异，辨证施治。

《伤寒》《金匮》被誉为方书之祖，张老推崇至极。他说："经方之为用，如同打靶，证为靶，药为弹。药证相投，配伍得当，方能百发百中，有起死回生之效。"张老以亲身经历叙述经方之疗效：某医徐氏之女，年方二八，感冒身痛。徐以九味羌活汤治之，感冒未解，又兼咽痛。改服养阴清肺汤，身痛、咽痛更甚。"医不自治"，遂邀张老诊治。张老未进屋，便闻患者痛苦呻吟，既入室，见患者身热恶寒，无汗，身痛骨楚，并咽痛。诊脉浮紧有力。随告徐某："此属正伤寒，乃《伤寒论》的麻黄汤证。我亦首次见之。"遂用麻黄汤原方加桔梗、玄参二味服之。3日后告愈。张老说：如此典型病例在临床上是少见的，但从中悟出辨证论治乃中医治病必须遵循的原则。

黄文东主编的《著名中医学家的学术经验·张子琳》中载有张老以经方治病验案1则，亦颇典型。其文谓："张子琳一贯重视研习医学经典，常说：想在临证时确切辨证，举一反三，就得在经典著作上多下功夫。"又说：《伤寒论》方是中医方剂的典范，应用恰当，效如桴鼓，病情危急，更有起死回生之效。如有一妇女，数日来，呼吸喘促，胸满气憋，咳痰不利，卧不着席，四肢厥逆，饮食不进，下肢轻度浮肿。曾服用苏子降气汤、华盖散等豁痰利肺之药无效。就诊时，患者张口抬肩，喘咳甚剧，四肢厥冷，烦躁欲死。其右脉沉微若绝，左脉似有似无。诊毕，张说：此脾肾阳虚、水寒内渍之重证。喘促之证，初病在肺，久必及肾。盖肾为一身阳气之本，今肾阳虚衰，则失纳气之职，而喘咳欲脱。脾为中阳之本，脾阳虚则失制水之能，而水寒内渍。况病延日久，真阳有欲脱之虞，阴霾成泛滥之灾。当以振奋真阳之品，以益火之源，方用真武汤加高丽参、干姜、细辛、五味子。服药后，当晚喘促即减。次日照原方继服1剂。第3天复诊，病情显著好转，原方又服1剂而痊愈。

张老在学医和行医的一生中，能广集众长，遵古而不泥古。临证时习以陈修园学术思想为指导，采《医宗金鉴》之方药，参唐容川、王清任、张锡纯等经验为法。山西省卫生厅主编的《山西名老中医经验汇编》一书中记载："张子琳先生几十年如一日，博采众长……临证处方，必立医案；偶有体会，即录之书札，日积月累，卷帙成堆，约略核计，现存病案已有两万余例，札记不下数十万言。"这种孜孜以求的治学精神亦是其循规蹈矩、勤于实践、善于总结的学术风格的具体体现。

二、用药平和，注重调补

张老的临床特点为用药平和，注重培补，善于调理，常以平淡轻灵之药获取疗效。如善用二陈汤加减统治中焦诸病，用五皮饮加减统治水肿等。以五淋散加减统治淋证为例，如张某，尿急，尿频，尿黄，尿痛，身发冷，不欲食，脉沉弱，用五淋散加萹蓄、瞿麦、滑石、陈皮，服4剂而愈。又如智某，泌尿道感染10余年，反复发作，张老用五淋散合导赤散加减，8剂而愈。陈修园说："三焦与膀胱之正法则用五淋散。"又说："气化原由阴以育，调行水道妙通神。"张老的这些经验在很大程度上源于陈修园。

张老善于调理一些久治不愈的疑难病症。他常引用吴鞠通的

"治外感如将，治内伤如相"的学术思想启发后学者。常说："病人着急，医生更应坐镇从容，胸有成竹，有守有变。"并着重指出："守，就是病情即使千变万化，而治疗应始终万变不离其宗，治病必求其本。变，就是药随证变，有是证，用是药，随症加减，不能胶柱鼓瑟。"例如治疗郑某眩晕案，该患者病程达6年之久，头晕、耳鸣，时轻时重，甚则晕倒在地；伴有心悸，怔忡，或失眠，或多睡，腰困乏力，阳痿早泄，口干舌燥。治疗过程中，变证时现，甚或反复发作，服药近300余剂，坚持治疗2年余。从整个治疗过程来看，病情虽千变万化，但始终没有离开"肝肾亏损，水不涵木"的基本病机。故治以平肝阳为主，补肝肾为辅，方用平肝清晕汤加减。继而调补阴阳，平肝潜阳并重，最后以补肾为主，终致阴平阳秘，而收全功。这里既包含着"阴阳互根，阳生阴长"的奥义，也显示了张老辨证准确，善于守方，有能够以不变应万变的功底，此或许就是"谨守病机"。张老在临床上，总是扶正不忘祛邪，祛邪不使伤正。面对一些正气虚弱的慢性病患者，则着重于气血双补，却往往收到祛邪的效果。此乃"补正祛邪"之体现。例如裴女氏骶尾部窦道案，该患者因诊为直肠癌而行"腹内肠管吻合手术"后，腰部形成脓肿，不红不热后，自行破溃，形成"骶尾部窦道"。1年来，脓汁清稀，伤口始终不愈。兼有面色㿠白，语声低微，疲乏无力，窦道肉芽不鲜，脓水清冷，无腥臭味，不痛不痒。结婚4年，未曾怀孕，显系阴证外疡。用药40余剂后，阳回阴消，窦道愈合，并且正常怀孕。从张老对外科久溃不敛的许多治验来看，收敛的关键在于培补气血，坚持治疗。他注重温补，善于寓消于补。

张老用药轻灵，不主张大方大剂。他说：只要治疗的方向对头，药量虽小，病情总有起色，以巧取胜，"四两拨千斤"。所以他对一些克伐药物，如枳实、青皮、三棱、莪术等，从不轻易使用。即使是实证病人祛邪也只是"衰其大半而后止"。欣赏张老病案时，我们不难看出他用药平和的特点，这些地方也正暗合其平和仁爱的君子风度。张老说：我本身不耐大寒大热，无急躁暴戾之性，可能受自身体质与性格的影响，为患者选药时亦倾向于平和清淡之品。

三、强调阴阳，重视脾阴

翻开张子琳先生1970年到1983年保存完好的2万余则病案，可以清楚地看到一个共同的特点，就是多数内伤杂病患者症状描述的第一个词是"能食""食纳好""食纳一般""食欲尚好""食欲不振""食欲差"之类。这一点生动地体现了张老对"脾为后天之本"理论的重视程度。脏腑都有阴阳两方面，脾脏有阳必有阴。经过反复验证，他认为脾阴虚一证在临床上并非少见。对于这个中医界有争议的问题，他提出了自己的看法：《灵枢·五邪》谓："邪在脾胃，则病肌肉痛，阳气有余，阴气不足，则热中善饥。"此论胃阳有余，脾阴不足之证。《伤寒论·辨阳明病脉证并治》谓："跌阳脉浮而涩，浮则胃气强，涩则小便数，浮涩相搏，大便则硬，其脾为约，麻子仁丸主之。"此论胃强脾弱，煎灼脾阴，津伤不布之证。事实上开创了和营养血以滋脾阴之先河。从理论上分析，脾阴是人体阴液的一部分，是脾阳功能活动的物质基础生之本，本于阴阳。阴在内，阳之守也；阳在外，阴

之使也。举凡饮食偏嗜、七情所伤、五脏虚损皆可戕伐脾阴，而
成脾阴虚证。但时下之弊，更多的是误治之坏病。医者凡见不思
饮食、神疲乏力者往往不辨病之新久，动辄使用辛热香燥醒脾之
品，常使简单易愈之疾，反成错杂难已之患。阴阳之辨，关乎死
生，倘有错判，鲜有不偾事者。虽然仲景曾告诫说"一逆尚引
日，再逆促命期"，但这种情况在临床实践中时有发生。因此，
张老特别强调在对一些慢性病的诊断分析上要力求准确。他说：
"用药治病，跟走路一样，如果方向对头，药量虽小，病情总有
起色；如果方向不对头，剂量越大越容易坏事。"针对脾阴虚一
证，张老创立了"加减异功散"一方。

众所周知，钱乙的五味异功散（人参、茯苓、白术、陈皮、
炙甘草）是温补脾阳之专方。张老以辽沙参易人参，以山药易白
术，以生草易炙草，再加麦冬、石斛、莲子、扁豆、鸡内金等，
将其裁化为"加减异功散"，使该方治疗作用由补脾阳变为补脾
阴，一字之差，效果迥异。张老同事赵某，感冒治愈后，多日来
身体疲软，不思饮食，经服五味异功散多剂，效果不显。张老询
知其口干舌燥，大便不畅，小便黄赤，视其舌质干红少津，辨为
脾阴虚证，处以加减异功散，2剂而饮食增加，精神好转。另有
1例舌癌患者，张老诊为心经火毒，劫夺脾阴。先后治以清热解
毒、养阴消肿、活血逐瘀诸法，待症状控制，火毒已衰，脾阴亏
失，口流涎水之时，遂改用加减异功散，坚持治疗将近一年，最
终使此"不治之症"实现了带病延年，此辨证施治之功矣。张老
认为：食欲不佳，甚或不饥不食，口干，大便干结不爽，小便短
黄等是脾阴虚的证候。而脾阴虚和胃阴虚鉴别的关键在于脾阴虚

多见于素体虚弱的慢性病患者，而胃阴虚多见于素体尚盛，急性热病伤阴患者。

四、谨守病机，方有坐底

张子琳先生在长期的医疗实践中总结出自己针对不同类型疾病的"坐底方"（基础方）。简言之，坐底方是治同一类型疾病的基础方。张老说："有是证，用是药，这是医生在辨证施治的前提下，临证处方时应掌握的基本原则。"张老在临证时常用的坐底方是：凡血分病多用四物汤；气分病多用四君子汤；脾胃病多用二陈汤、小建中汤；寒湿痹证常用黄芪桂枝五物汤；调肝多用逍遥散；崩漏常用自拟加味胶艾汤；不育证多用赞育丹坐底等。再根据病情在"坐底方"的基础上推敲和加减，形成了自己的处方用药规律。例如四物汤，其应用范围甚广。所谓"血灌五脏养全身"，就已说明血与人体关系的密切，人体多种疾病与血液虚损或运行失调有关。而四物汤之所以为血分病的基础方，是因它既能养血补血，又能行血活血，它补而不滞，行而有制，故为妇科血分病的坐底方剂。张老认为：在临床上如遇血液瘀阻、疼痛不移者，宜在四物汤基础上加桃仁、红花（桃红四物汤）活血止痛；血行离经而致的崩证、漏证，于四物汤中加阿胶、焦艾叶，则为"胶艾四物汤"，作用为温经止血；四物汤合黄芪桂枝五物汤，对久治不愈之风寒痹证，辄收良效；张老自拟的四物清疹汤，即在四物汤基础上加散风祛湿止痒之品而成，对多种皮肤瘙痒、斑疹性疾病均有效。所以，四物汤不仅是妇科血分病常用方剂，也是内、外、儿诸科的常用效方。

张老用四物汤，突出一个"活"字：如以补为主者，重用熟地黄、白芍，少用川芎；有热象者改用生地黄，不用熟地黄，温药减量；以行血为主者，易用赤芍，重用川芎，甚者可用当归尾；消化不良，胃脘憋胀者，或用地黄炭以免滋腻；川芎辛窜，用量宜轻不宜重。坐底方概念的提出，强调了临床加减择药的重要性。坐底方相对简单量少而便于记忆，但要想做到证药相合，必须对加减用药提出更高的要求。而这种能力要靠临床中的不断体验，要想达到高深的造诣，亦非一日之功。张子琳老先生在这方面的学术经验是非常丰富的。

魏峰明：对赵尚华教授治疗乳腺病临床心得

一、底方逍遥散具有旺盛不衰的生命力

初刊于宋元丰年间的《太平惠民和剂局方》一书卷九"治妇人诸疾"，书中首载逍遥散，其文如下：逍遥散，治血虚劳倦，五心烦热，肢体疼痛，头目昏重，心忪颊赤，口燥咽干，发热盗汗，减食嗜卧，及血热相搏，月水不调，脐腹胀痛，寒热如疟。又疗室女血弱阴虚，荣卫不和，痰嗽潮热，肌体羸瘦，渐成骨蒸。甘草（微炙赤，半两），当归（去苗，锉，微炒），茯苓（去皮，白者），芍药（白者），白术、柴胡（去苗）各一两。上为粗末，每服二钱，水一大盏，烧生姜一块切破，薄荷少许，同煎至七分，去渣热服，不拘时候。

一般认为，逍遥散为肝郁血虚、脾失健运之证而设。肝为藏

血之脏，性喜条达而主疏泄，体阴用阳。若七情郁结，肝失条达，或阴血暗耗，或生化之源不足，肝体失养，皆可使肝气横逆，胁痛、寒热、头痛、目眩等症随之而起。"神者，水谷之精气也"（《灵枢·平人绝谷》）。神疲食少，是脾虚运化无力之故。脾虚气弱则统血无权，肝郁血虚则疏泄不利，所以月经不调，乳房胀痛。此时疏肝解郁，固然是当务之急，而养血柔肝，亦是不可偏废之法。本方既有柴胡疏肝解郁，又有当归、白芍养血柔肝。尤其当归之芳香可以行气，味甘可以缓急，更是肝郁血虚之要药。白术、茯苓健脾祛湿，使运化有权，气血有源。炙甘草益气补中，缓肝之急，虽为佐使之品，确有襄赞之功。生姜烧过，温胃和中之力益专，薄荷少许，助柴胡疏肝郁而生之热。如此配伍，既补肝体，又助肝用，气血兼顾，肝脾并治，立法全面，用药周到，故为调和肝脾之名方。

赵尚华教授在临床应用中从纵向对比的角度重新审视这张处方，经方中长于和解少阳的是小柴胡汤，由柴胡、半夏、黄芩、人参、甘草、生姜、大枣等7味药物组成；时方中最擅气血双补的是八珍汤，由人参、白术、茯苓、甘草、川芎、当归、生地黄、白芍等8味药物组成。可以说，小柴胡汤和八珍汤分别是中医调、补方剂之代表。

而组成逍遥散的8味药分别是：柴胡、当归、白芍、茯苓、白术、甘草、炮姜、薄荷。方中的柴胡、白芍、薄荷诸药，主入肝，有疏肝解郁之能；方中的白术、茯苓、炮姜、当归、甘草诸药，主入脾、兼入肝，具有补气养血之能。所以，逍遥散同时具备了疏肝解郁和补气养血之能，从这个角度上审视，赵尚华教授认为把逍遥散称之为"柴胡八珍各半汤"。虽然从选药和分量上衡量，逍遥散不若仲景桂枝麻黄各半汤、桂枝二麻黄一汤或桂枝二越婢一汤精准，但从组方机理上却足堪此称，并且"柴胡八珍各半汤"之名，更好地揭示了此方的功效所在，能悟及此，则更容易理解本方长期以来被视为肝郁血虚代表方剂的道理所在。

逍遥散在妇科、内科中具有旺盛不衰的生命力是众所周知之事，但是加减化裁之后，此方同样可以用于外科疾患，值得临床医家重视。

二、逍遥蒌贝散的拟创和最早公开发表

赵尚华教授拟创的逍遥蒌贝散首次公开于其1983年6月编著出版《中医外科心得集》一书当中。其书附录常用方剂的第83首即是该方，为讨论方便现将其原文罗列如下。

逍遥蒌贝散（自拟经验方）：当归，白芍，柴胡，茯苓，白术，瓜蒌，贝母，半夏，南星，生牡蛎，山慈菇。功用和主治：疏肝理气，化痰散结。治乳癖、乳岩初期、瘰疬等症。服法：水煎服。

按语：本方初得之民间，原是治疗瘰疬的秘方，笔者见后，原本系逍遥散合瓜蒌贝母散原方。后经临床使用，原方去生姜、薄荷、连翘等，加生牡蛎、半夏、山慈菇加强软坚散结之功，其效更著，临床使用范围甚广。后来学习《疡科心得集》知高锦庭用此方治乳癖早有定见。

此方在多种中医院校的教材中被采用，如1986年6月上海科学技术出版社出版的《高等医药院校教材·中医外科学》中乳腺

增生病内治肝郁痰凝证的主方即逍遥蒌贝散。1995 年 8 月湖南科学技术出版社出版的《全国高等中医院校函授教材·中医外科学》中的附方亦收录逍遥蒌贝散。1997 年 6 月上海科学技术出版社出版的《普通高等教育中医药类规划教材·中医外科学》中有乳癖内治肝郁痰凝证的主方即逍遥蒌贝散。2002 年 8 月人民卫生出版社出版的《21 世纪课程教材·全国高等中医药院校教材·中医外科学》中乳癖内治法肝郁痰凝证的主方即逍遥蒌贝散。

三、逍遥蒌贝散原为治疗瘰疬结核而设

1983 年 6 月逍遥蒌贝散首次公开时并未固定方药用量，到 1992 年 8 月赵尚华主编《中医外科方剂学》一书中，已经可以看到较为完整的表述，其文曰。

逍遥蒌贝散《中医外科心得集》组成：柴胡 9g，当归 9g，白芍 9g，白术 9g，茯苓 9g，瓜蒌 15g，贝母 9g，半夏 9g，南星 9g，生牡蛎 15g，山慈菇 9g。用法：水煎服。功用：疏肝理气，化痰散结。主治：肝郁痰凝之乳癖、乳岩、瘰疬等症。两胁胀痛，心烦易怒，乳房胀痛，结块随喜怒而消长，苔白或薄黄，脉弦滑。方解：本方主治证为肝脾两伤，痰气互结，瘀滞而成块者，治法当消。方中柴胡疏肝解郁；当归、白芍养血柔肝，肝得条达，气顺则痰消；白术、茯苓健脾祛湿，使运化有权，则杜绝生痰之源；瓜蒌、贝母、半夏、南星散结化痰；牡蛎、山慈菇软坚散结，共奏疏肝理气、化痰散结之功。

乳腺增生病乳房胀痛者，往往有急躁易怒等化热之象，加蒲公英取效更捷，蒲公英解热毒，消肿核，散滞气，治乳病内服外

敷皆宜，可谓乳病圣药。颈部瘰疬久病不消者，加黄芩、丹参、百部。乳岩成形者，加夏枯草、半枝莲、莪术散结攻毒。

附方：蒌贝散（《医宗金鉴》）由瓜蒌、贝母、南星、甘草、连翘各3g组成，功能化痰散结，治乳痨、结核等初起气实者。此方由拟创者再度公开出版，仍在主治项中保留"瘰疬"一证，循着"学习《疡科心得集》知高锦庭用此方治乳癖早有定见"一语，笔者在跟随赵教授学习中将进一步追溯此方之源。

高秉钧纂辑的《疡科心得集·辨瘰疬瘿瘤论》卷上曰："瘰疬之病，属三焦、肝、胆等经风热血燥，或肝肾两经精血亏损，虚火内动；人或恚怒忧思，气逆于肝胆二经，二经多气少血，故怒伤肝，则木火动而血燥，肾阴虚则水不生木而血燥，血燥则筋病，肝主筋也，故累累然结若贯珠……"事实上高秉钧先生只是在其著作中提到"加味逍遥散"之名，但并未明确该如何"加味"，但是此书的确较为明确地确立了治疗瘰疬特定证型的底方之一是——加味逍遥散。这种论说启迪思维之处与其说是在方药选择之上，不如说是在医理阐明之上。

事实上，何高民先生校考的《傅山医学著作研究丛书之三·青囊秘诀》一书中关于瘰疬的论述更加直接明白，其文如下："瘰疬论：人有生痰块于项颈，坚如石者，久则变成瘰疬……盖瘰疬多起于痰而成于郁，未有不郁而能生痰者，未有无痰而能成瘰疬者也。世人必须以开郁消痰为治，然郁久则气血必耗，耗则气血更亏，若徒消痰而不解郁，或但开郁而不消痰，是以虚而益虚也，何能奏功？余谓此症，不若平肝而健脾，助土木相调而愈矣。方用消串汤，白芍一两，白术一两，柴胡二钱，蒲公英三钱，天花粉三钱，茯苓五钱，陈皮一钱，附子一钱，紫背天葵五钱，水煎服。6剂痰块渐消，再服10剂而瘰疬化尽，再服1个月痊愈。愈后可服六君子汤数十剂，以为善后之计，永不再发也。此方妙在蒲公英、天葵为消串之神药，然非佐之以白芍、柴胡，则肝木不平，非辅之以白术、茯苓，则脾土不健，何以能胜攻痰破块之烈哉？惟有攻有补，则调剂咸宜，更得附子之力，以引诸药，直捣中坚，所以能愈宿疾沉疴于旦夕耳。"此书不但在医理层面较为科学地证明了瘰疬的成因并非"食鼠窃之物以成"，而是"多起于痰而成于郁"，更本着"方从法出"的精神组建了调木助土，平肝健脾以消瘰疬的消串汤，虽然本方离逍遥蒌贝散的模样相差较远，但医理相通。

四、病机相通是瘰疬方移治乳癖的前提

随着时代的变迁和医学的进步，瘰疬之病（现代医学所说的颈部淋巴结核）渐渐少发，而随着生活习惯的改变、生活环境的恶化和生活压力的增大，乳腺增生却逐渐增多。虽然瘰疬一病有所减少，但并不意味着前人在此病基础上积累的治疗经验和有效方剂全然过时，当然治彼病之方若想移治此病，必须满足两个条件：第一，在一定程度上的病机相通，这是前提；第二，必须对原方适当加以改造，这是手段。上引《疡科心得集》和《青囊秘诀》之文都证明了一点，即瘰疬中有肝郁痰凝一证，赵尚华教授在此基础上，对原用于治疗瘰疬的秘方进行了一定的加工化裁："后经临床使用，原方去生姜、薄荷、连翘等，加生牡蛎、半夏、山慈菇加强软坚散结之功，其效更著，临床使用范围甚广。"成

为今日专治乳腺增生的名方——逍遥蒌贝散。

笔者在跟师中观察，经临床使用本药对乳腺增生病有良好的治疗效果，总有效率达96.7%，从辨证分型看，本方理气散结力较强，对气滞痰凝型尤为适用。

综上所述，我们可以认为，乳癖多起于痰而成于郁，未有不郁而能生痰者，未有无痰而能成乳癖者也。世人必须以开郁消痰为治，然郁久则气血必耗，耗则气血更亏，若徒消痰而不解郁，或但开郁而不消痰，是以虚而益虚也，何能奏功？

闫京宁：对赵尚华教授应用阳和通脉汤临床心得

脱疽是以肢端缺血性坏死、趾节脱落为特征的慢性血管疾病。本病又称"脱疽""脱骨疽""脱骨疔"。相当于西医的闭塞性动脉硬化症、血栓闭塞性脉管炎，是动脉和静脉周期性、节段性炎症病变。本病绝大多数发生于男性，下肢多于上肢。山西中医学院赵尚华教授从事中医教学、临床和科研工作40余年，临床处方用药颇具独到见解，2010年1月至2011年8月，我们采用赵老师拟创的阳和通脉汤治疗脱疽（血栓闭塞性脉管炎）脉络寒凝证患者32例，取得了较满意的疗效。

典型病例：张某，男，26岁，2011年3月16日初诊。患者双下肢怕冷憋胀不适5年余。患者自觉双下肢喜暖怕冷，冬季加重，走路不足200米后则出现双小腿憋胀不适，伴有腰困。双足趾甲生长缓慢，增厚粗糙，双脚干燥无汗，色白。二便调，纳眠可。无发热恶寒，静息痛等。舌淡苔白，质紫暗，脉缓，趺阳脉减弱。中医诊断为脱疽，辨证为脉络寒凝证。西医诊断为血栓闭塞性脉管炎。治以温经散寒，活血通络之法。处方：阳和通脉汤加减。制附子10g，桂枝10g，当归10g，赤芍10g，川牛膝10g，丹参30g，鸡血藤30g，地龙10g，水蛭6g，甘草6g。每日1剂，水煎服。嘱患者严格戒烟，穿衣注意宽松保暖。

二诊：服药1月，患者自觉走路轻快，小腿憋胀不适明显减轻，能连续步行1000米左右，足底有发热感。双足趾有好甲新生，双脚干燥明显减轻，脱屑明显减少，腰困好转。口干欲饮，易出汗。舌淡苔白，质紫暗，脉沉细。原方去水蛭，加玄参15g，麦冬12g，红花10g。每日1剂，水煎服。

三诊：服药1月，双足皮肤基本已恢复正常，患者无明显不适主诉。舌淡苔白，脉缓有力。原方加玄参15g，川芎10g，嘱患者再服15剂，巩固疗效。

脱疽一病最早见于《灵枢·痈疽》："发于足趾，名曰脱疽，其状赤黑，死不治。不赤黑，不死。不衰，急斩之，不则死矣。"陈淑长教授认为本病是因为情志，房事等因素使脏腑功能失调，引起肝脾心肾虚损，而致气血失和，阴阳失衡。加之寒湿等外邪侵袭，导致气滞血瘀，脉络阻塞而生本病，治疗多以当归四逆汤合补阳还五汤等。赵尚华教授认为本病病位在血脉，病理机制主要是肾虚寒凝，脉络阻塞。主要是因为严寒涉水、步履冰雪，久居湿地，寒湿外受，以致寒凝络痹，血脉凝滞，阳气不达四末，肢体失于温煦濡养，遂致本病。亦可见于肾虚火旺、情志内伤、饮食失节、素体虚弱等。治法当以温经散寒，活血通络为主。赵老师以拟创的阳和通汤治疗脱疽。方中炮附子大辛大热，峻补元阳，内逐寒湿，外散风寒，温通止痛。桂枝辛甘温，助阴散寒，引药上行，流畅血脉，川牛膝下行活血，三药合用为君。麻黄辛温，散寒而温通，丹参、鸡血藤、地龙、红花活血化瘀，共辅君药温通经络，炮甲珠通经散结，直达病所，当归、芍药既通血脉，又养血柔筋，以制附子之燥烈，并为佐药；甘草解毒，调和诸药是为使药。全方共奏温元阳，破癥冷，通血脉，祛冷痛之功。由于近年来炮甲珠药源稀缺价格较高，为减轻患者经济负担，如非必要，常以水蛭代之。

张彦敏： 对赵尚华教授"元宗血津复辨证法"认识心得

　　赵尚华教授为主任医师，中华中医药学会外科学会副主任委员，中华中医药学会中医外治学会副主任委员，兼任《中医外治杂志》主编，山西中医药学会常务理事，中医外科分会副主任委员，傅山医学研究会副主任委员，第四批全国名老中医药专家学术经验传承工作指导老师之一，全国首批中医传承博士后指导老师之一。从事中医外科学的临床、教学、科研工作近50年，积累了丰富的临床经验。赵老在多年临床过程中，总结出治疗癌症的"元宗血津复辨证法"。赵老认为，癌症的病因可分为内因、外因，内因以正气虚损、气机郁滞为主，常见元阳虚、元阴亏、气虚、气郁；外因以毒邪攻袭为主，常见湿热毒、热毒、寒毒、痰毒等。癌症的病机繁复，其要可分析为元气受损，毒邪攻袭，宗气病变，甚至波及血分，流窜全身，津液耗伤，以至死亡，以及后期康复等五大病变，即元、宗、血、津、复5期。元分证分为元阳不足证、元阴亏损证、气虚证、气郁证、气阴两虚证、冲任失调证；宗分证有心、肺、脾、肝、肾之分；血分证可见血热证、暴热似风证、血热伤阴证、气阴两伤证；津分证可见五脏衰竭证、津血渐复证、药毒证；复元证期为手术切除癌肿后，有实证、虚证、虚实夹杂证之分。现分别举病例说明。

一、元分证

患者，女性，63岁，2013年6月5日初诊。主诉：体检发现人类乳头瘤病毒（HPV）四项（＋）4个月余。现症：已绝经，妇科无明显不适，偶有左胁隐痛、胃脘憋胀，舌淡红苔白，脉细。辨证为冲任失调证，治以二仙汤加减调理冲任、清热解毒。处方：仙茅10g，淫羊藿10g，肉苁蓉10g，生黄芪30g，生薏苡仁30g，白花蛇舌草30g，土茯苓30g，白英30g，知母10g，甘草6g。以该法加减治疗3个月，2013年9月16日至山西省肿瘤医院查HPV两项（＋）。继以二仙汤加减调理冲任、清热解毒、滋阴益肾。处方：仙茅10g，淫羊藿10g，肉苁蓉10g，巴戟天10g，炒杜仲10g，川续断10g，肉桂10g，生黄芪30g，生薏苡仁30g，白英30g，白花蛇舌草30g，川楝子10g，山药10g，炒黄柏10g，甘草6g。第2个疗程（半年）结束后，复查HPV（－）。

按语：本例属元分证范畴，患者的自觉症状或许不明显，借助体检发现小的肿瘤生成，或有致癌病毒侵袭，或发现致癌基因变异，或癌症标志物阳性，或利用水母发光细胞检查有阳性反应等，统称为元分证。元分证的常用治法为补元气、调冲任、解郁气、补气阴。本例患者体检发现 HPV 四项阳性，属于宫颈癌前病变，因而归于元分证。赵老认为，女性冲任失调易出现月经失调、乳房结节、腰困腿软等，治疗应以调理冲任为主，方用二仙汤加减。

二、宗分证

患者，男性，71 岁，2014 年 4 月 9 日初诊。主诉咳嗽、痰中带血 1 年。患者于 2013 年 4 月发现痰中带血，经化疗后缓解。现症：咳嗽、有痰色黄、咳痰不利、痰中无血丝，左胸部抽掣不适，饮食欠佳，腰酸，舌淡红，苔白，脉细。查 CT 提示：左肺癌。2014 年 3 月 15 日最后一次化疗后查白细胞计数 $3.4 \times 10^9/L$。辨为气阴两虚证，治以补气养阴、清热止咳。处方：生黄芪 30g，天冬 30g，麦冬 30g，熟地黄 10g，阿胶 10g，龟甲胶 10g，鹿角胶 10g，麻黄 6g，守宫 6g，鱼腥草 30g，清半夏 10g，苦杏仁 10g，砂仁 6g，炒白术 10g，甘草 6g。龙宫莲胶囊（赵尚华自拟方，山西中医学院附属医院制剂室），3 粒/次，3 次/日。以该法治疗 6 个月，复查 CT 与化疗结束后相比无明显变化。

按语： 赵老将本例归于宗分证。宗气积于胸中，贯心脉而行呼吸。五脏六腑之气由宗气结合本脏之气而成，如其受到损害则全身功能均会受到影响。癌毒侵袭宗气的突出表现是不断增生各种结块、瘤体，形成菌状、岩状、鸡冠状、条索状、沙砾状等奇形怪状之结块。这些通称为宗分证。宗分证有心、肺、脾、肝、肾之分。本案属肺气虚证，表现出的肺部症状有气短、气紧、咳嗽、痰中带血等。赵老认为，宗分证的治法主要为调五脏、攻毒邪，该例老年患者，除清热解毒外，要注意固护正气，益气养阴。

三、血分证

患者，男性，68岁，2014年1月22日初诊。主诉胃痛、憋胀1个月余。现症：胃痛、胀满，伴纳差、吞咽困难、口干、便秘，苔白，脉细弦。胃镜检查提示：胃癌。来诊前几日因肠梗阻住院，检查结果显示已肝转移。辨为阴血亏虚证，治以养血滋阴、和胃止痛。处方：①当归12g，生地黄15g，紫草10g，柴胡10g，清半夏10g，黄芩10g，党参10g，炒白术10g，砂仁6g，白英30g，大黄10g，川楝子10g，茵陈10g，生麦芽12g，甘草6g。②龙宫莲胶囊，3粒/次，3次/日。以此法治疗2个月后，患者食欲增，大便日行一次，精神好转。

按语：此例属血分证，赵老认为，癌毒伤血的突出表现，一是暴发大范围的肿瘤，或远距离癌瘤转移；二是出血症的大量出现；三是血热伤阴；四是气阴两伤；五是循经转移。血分证发病具有暴发性、迅捷性、转移广泛性、难愈性四大特点。血分证的治疗应攻毒与扶正并重，扶正以助攻毒。本案为血分重证，故用生地黄、紫草、当归。胃癌尤怕便秘、伤阴，故治以攻补兼施之法。

四、津分证

患者，女性，56岁，2013年9月4日初诊。主诉：吞咽困难5个月。现症：吞咽困难，能进流食，纳少，乏力，声音嘶哑，便秘严重，十日一行，苔白，脉细弱。患者自诉已接受放疗 32 次。2013 年 8 月 27 日 CT 提示：中段食道占位病变；双肺多发转移瘤。辨为气阴两虚证，治以益气养阴为主。处方：①石斛 15g，太子参 10g，麦冬 15g，玉竹 10g，砂仁 6g，清半夏 10g，守宫 6g，白英 30g，莪术 10g，厚朴 10g，枳壳 10g，酒大黄 6g。②龙宫莲胶囊，3 粒/次，3 次/日。以该法连续治疗 6 个月后，患者体重增加 3kg，大便通，纳可，有时能进有形食物。

按语：此例属津分证范畴。癌毒久袭、津液耗伤出现之证通称津分证。癌毒伤津多见以下几种情况：①失营证：颈部结块累累，消瘦、乏力、枯槁；②五脏衰竭证；③津血渐复证；④药毒诸症，如脱发、恶心、呕吐、不能进食、白细胞或血小板下降、尿毒、黄疸等。津分证的治疗应以扶正为主，兼清余毒。本例为食道癌高发区患者，未接受手术治疗，一直以中药治疗，病情稳定。该患者辨为津分证气阴两虚证，故用固护津液药兼清余毒，疗效甚好。

五、复元证

患者，女性，40 岁，2012 年 3 月 8 日初诊。主诉：月经不调 2 年。现症：月经量少、色暗、周期前后不定，经期头晕，伴乳腺增生，易出汗，潮红，气短，颌下淋巴结肿大。舌胖苔白，脉沉。自诉 2005 年以来一直甲状腺功能低下。2010 年 3 月接受甲状腺癌切除术，病理提示：桥本氏病；甲状腺乳头状癌，并有砂粒体、钙化。2012 年 2 月 23 日查：甲状腺功能正常。现服用优甲乐治疗。辨为冲任不调证，治以调理冲任、温阳散结。处方：

仙茅 10g，肉苁蓉 10g，巴戟天 10g，当归 10g，山萸肉 10g，知母 10g，黄柏 6g，夏枯草 15g，连翘 10g，五味子 10g，茯苓 10g，炒栀子 10g，甘草 6g。继以此法治疗 1 年，患者月经恢复正常，一般情况好。

按语： 石瘿相当于现代的甲状腺癌，此例属复元证。复元证指经药物治疗、手术治疗、放射治疗等好转后的恢复期。复元证的治疗应注意分虚实以善后、守成法防复发。对于实证，如乳岩术后高热不退者，治以通腑泻热；术后肿胀不消者，治以活血化瘀、通络渗水。对于虚证，分别予以益气养血、滋阴、温阳之法。虚实夹杂证需预防复发。由以上所举病例可看出，赵老的元宗血津复辨证法治疗癌症有确切疗效。元宗血津复辨证法治疗癌症的研究尚处于起步阶段，还需要长时间的临床验证，需要努力形成一套完整系统的方法，以使其更早更好地服务人类。

范玲玲：对赵尚华教授应用清热解毒、益气养阴法临床心得

中医将急性白血病归于"急劳""热劳""血证"等范畴，白血病的发生多为禀赋不足，正气虚弱，热毒内侵，邪蕴骨髓，热毒之邪自骨髓向外蒸发，弥漫三焦，脏腑壅滞，气分热盛；或伤及营血，营血热炽，高热不退，热毒炼津为痰，痰瘀热毒，交织为患。热毒伤及血脉，迫血妄行，或瘀血内阻，经脉瘀滞，瘀热相搏，血不循经，可致出血诸症。邪毒侵袭机体，潜伏经络，阻碍气血运行，气滞血瘀痰阻，结于胁下可形成肿块，肝脾、淋

巴结肿大、骨痛等。邪毒深伏骨髓，日久消灼精血，可致阴阳气血亏损。概言之，本病热毒、痰凝、血瘀、正虚互为因果，形成虚实夹杂之证，贯穿于疾病的始终。

王某，男性，35 岁，山西省长治市平顺县人，于 2015 年 6 月 16 日以"间断性发热 4 月，加重伴头晕 10 天"入住山西医科大学第二附属医院血液科，入院查血细胞分析五分类提示：白细胞 1.9×10^9/L，中性粒细胞 1.06×10^9/L，血小板 12.00×10^9/L，红细胞 1.82×10^{12}/L，血红蛋白 68.00g/L。入院行骨髓穿刺术诊断：AML；AML – M4。入院后给予 VDDA 化疗方案治疗，曾用激素治疗，入院 16 天患者体温恢复正常，症状控制不明显，白细胞明显减少到危急值，下病危通知书，患者放弃治疗出院，遂就诊于赵尚华门诊。

2015 年 7 月 7 日初诊：患者自诉头痛 20 天。患者饮食可，睡眠及小便正常，大便 2 ~ 3 次/天，欠爽。舌质红，苔薄白，脉滑。处方：生黄芪 30g，红参 10g，熟地黄 10g，鹿角胶 10g，阿胶 10g，三七粉 4g，生地黄 18g，黄芩 10g，女贞子 10g，黄精 10g，煅龙骨 10g，甘草 6g。6 剂，水煎服，每日 1 剂，早、晚分服。

2015 年 7 月 14 日二诊：患者自诉头痛症状缓解，大便时有疼痛感，小便次数频多，口干，饮食及睡眠均正常。复查血细胞分析五分类：白细胞 1.81×10^9/L，中性粒细胞 0.40×10^9/L，中性粒细胞 21.8%，血小板 645×10^9/L，红细胞 1.98×10^{12}/L，血红蛋白 67.00g/L。舌质紫，苔薄白，脉滑数。处方：上方继服，加木香 10g，石韦 10g，改熟地黄 18g。6 剂，水煎服，每日 1 剂，早、晚分服。

2015年7月21日三诊：自诉服上药后不适症状改善，轻度抽筋症状，饮食及睡眠均正常，患者舌质紫，苔薄白，脉滑数。处方：上方继服，去鹿角胶，加山萸肉10g。12剂，水煎服，每日1剂，早、晚分服。

2015年8月4日四诊：患者自诉不适症状明显改善，大便时有轻度疼痛感，无出血，无其他不适症状，饮食及睡眠均正常。今日复查血细胞分析五分类：白细胞9.68×10^9/L，中性粒细胞6.97×10^9/L，中性粒细胞72.0%，血小板389×10^9/L，红细胞3.82×10^{12}/L，血红蛋白123.00g/L。患者指标明显较前恢复正常，患者舌质紫，苔薄白，脉滑数。处方：上方继服，加虎杖6g。6剂，水煎服，每日1剂，早、晚分服。

2015年8月11日五诊：患者自诉精神明显较前好转，乏力症状消失，大便较前明显改善，无不适症状，饮食及睡眠均正常。再次复查血细胞分析五分类：白细胞9.11×10^9/L，中性粒细胞6.60×10^9/L，中性粒细胞72.5%，血小板287×10^9/L，红细胞3.90×10^{12}/L，血红蛋白123.00g/L。患者指标已接近正常，患者舌质紫，苔薄白，脉滑缓。处方：上方继服，去阿胶、鹿角胶，加鳖甲30g。6剂，水煎服，每日1剂，早、晚分服。一周后患者再次门诊复查，各项指标均恢复正常值，患者症状全部消失，无不适主诉。

按语：急性白血病的中医治疗，赵尚华教授本着辨证、辨病相结合的原则，在发病期，可分为热毒炽盛、血热妄行；热毒内盛、瘀血阻滞；毒热未清、气阴两虚等类型，治疗以清热解毒为主，配合凉血止血、活血化瘀、益气养阴等法。缓解期多见热毒内蕴、湿热蕴结、气阴两虚、脾胃虚弱、脾肾两虚等类型，治疗以解毒、清利湿热、益气养阴、健脾和胃、补脾益肾等法。

以上案例为典型的急性白血病患者，患者以高热入院，入院后给予化疗治疗，经过大剂量的西药化疗治疗，虽然病情得到一定控制，但是患者正气已虚，正气存内，邪不可干，此时患者正气不足，机体免疫力明显下降，可能合并其他脏器的感染等症。赵老根据患者此时情况，辨病辨证分析后患者属于气血两虚，热毒内蕴证。治法当以益气活血、清热凉血、扶正祛邪并重为原则。方中重用生黄芪大补元气，熟地黄、阿胶、鹿角胶、三七粉活血补血；生地黄、黄芩、鳖甲清热凉血滋阴；红参、女贞子、黄精扶正祛邪；用药6剂后症状明显改善，经过几周的加减用药，患者不仅症状好转，化验指标均恢复正常，以上案例可充分说明赵老思路清晰，辨证准确，用药得当，疗效显著，也为中医药治疗急性白血病提供了很好的辨证思路及宝贵的临床经验。中医药能否治愈急性白血病，始终存在着争论，个别病人使用纯中药可达长期缓解，说明中药治疗是有效的，中药治疗不同于西医的化疗，可使白血病细胞缓慢下降，而疗效巩固不易复发，且身体状态好，有利于免疫力的恢复。

赵老医话

中医外治法心得

中医外科外治法来源于长期的医疗实践，是祖国医药学的一个有机组成部分，在外科治疗中占有十分重要的位置，是中医外科的一大特色。外治法作用快速，疗效显著，副作用少，运用方便。既可治愈一些常见的外科轻疮小疡，又可结合内治法医治外科的危、难、重症；既可弥补内服汤药的不足，又可应付临证时特殊病症所需。故《医学源流》上说："外科之法，最重外治。"中医外科外治法同医学的发展一样，有其内在的连续性，是在长期的历史发展中逐渐形成的，它起源于原始社会人们患病后求治的本能，随着不断的实践，经验的不断积累，人类文明程度的不断提高，周朝就出现了专门从事中医外治的医事分工；《黄帝内经》中记载的外敷治疗某些外科疾病，开创了现代膏药之先河，东汉医家华佗采用手术治疗疾病的佳话更是妇孺皆知。中医外科外治法明清时期得到全面的发展，内容较前大为丰富和充实。特别是对疮疡初期的外治，总结出分别阴阳、虚实、辨证选方用药，把中国的传统理论——辨证论治，应用到外治法来。

一、当前外科外治法中存在的问题

任何理论和方法都不是万能的，都需在实践中不断发展、提高。我们也可以看出外治法仍然存在很多问题，如有的概念不清楚，方药不统一。这种情况既不利于交流提高，也有碍普及、推广。现举其大者如下：

第一，现在所说的许多"方法"严格来说仅是不同的药物制剂形式，并不是方法。如薄贴法即膏药法，是指将药物制成膏；掺药法、围法是指将药物制成"散剂"；药捻法是将腐蚀药加赋型剂制成药捻等等，都是剂型而不是治疗方法至于临床上何病用何药，用什么剂型以及如何使用，还必须具体辨证施治。这些内容应该放在《中医方剂学》中教学。

第二，有些方法作用相同名称各异。如同一"水疗法"。有"淋洗法""洗法""淋浴法""淋法""溻渍法"等不同名称。又如同一个提脓拔毒的代刀法，有"千锤膏""咬头膏""代针散"等不下数十种。

第三，同一方药，药物组成不同。如同一"三仙丹"一方为：升丹三分，橄榄核炭三分，梅片一分（《中医外科诊疗学》）。一方为：水银一两，白矾八钱，火硝七钱（《医宗金鉴》）。又如，同一"生肌散"一方为：制炉甘石五钱，滴乳石三钱，滑石一两，血琥珀三钱，朱砂一钱，三梅一分（《中医外科学讲义》）。一方为：吐丝头、儿茶、珠母各一两，赤石脂、煅甘石、煅石膏各五钱，血竭三钱，梅片四分。一方为：珠粉、轻粉、梅片各五分，煅石膏二钱，鸡内金半钱，凤凰衣一钱（以上二方均见《中医外科概要》）。一方为：制甘石一两，真血竭七钱五分，二梅片一钱，煅石膏一两，乳香、没药各七钱五分（《中医外科诊疗学》）。这种例子举不胜举。

这些问题的存在造成了概念的混乱，使初学者不易掌握，即使学了，也不一定全部实用。事实上许多方法经过历史的选择，现在已经少用或不用。并且每个外科医生一般常用的方法，只有他习惯的一套方法。那么，外治法的发展方向如何呢？根据外治法的发展概况分析，当前外治法应该是总结丰富的临床经验，首先形成一套符合中医理论的完整的科学的外治法体系。以下是笔者在教学和临床过程中一些不成熟的看法，提出来请同道批评指正。

二、我对中医外科治法的认识

中医外科外治法是应用药物或手术法直接施于病变部位，以达到治疗目的一种方法。外治法的运用，同内治法一样，也要进行辨证施治，根据疾病发展的不同证候，选用不同的治疗方法：对不同的证候，采用相应的处方。在疮疡的发展过程中，一般可分为初期、成脓期和溃后期。外治法也可以相应地分为箍围消散法、透脓祛腐法、生肌收口法三大法。兹将临常用而有实效的方药简述如下：

1. 箍围消散法

概念：箍围消散法是运用活血、行气、祛风、解毒、消肿、定痛等消散药物箍贴围敷疮疡的方法。此法可使疮疡毒邪束聚，不致扩散。证势轻者可消散，证势重者可使毒气结聚，疮形缩小高突，不使邪毒走散而促使其早日成脓和破溃。如果本法运用成功，能使疮疡消散于无形，是最为理想的。所以它在外科外治法中占有十分重要的位置。

适应证：疮疡初期，凡肿势散漫不聚无集中硬块者，均可使用本法，如果疮疡破溃后，余肿未消，也可用本法消肿，截其余毒。

药品选择：痈疽阴阳各异，所生部位不同，药性寒热有别，具体应用时又当随证选用，效果才好。具体用法如下：

（1）阳证

凡疮疡初起，红肿热痛，烦渴，脉数有力者，可敷药性寒凉，功能清热消肿、散瘀化毒的如意金黄散、玉露散；或贴药性清凉，功能消肿、清火、解毒的太乙膏、千锤膏等；或同时掺以活血止痛、化痰解毒的红灵丹、阳毒内消散；或以清热解毒、消肿散风之剂煎汤淋洗，如漯肿升麻汤，浅静脉炎洗剂等。

（2）阴证

凡疮疡形平塌漫肿，色暗不痛，不红不热，脉虽洪大，按之微软虚弱者，可敷药性温热，功能温经活血，散寒化痰的回阳玉龙膏；或贴功能温经和阳，祛风散寒，化痰通络的阳和解凝膏，掺以破坚化痰，散风逐寒的阴毒内消散或桂麝散；或以温经散寒，逐瘀通络的汤剂淋洗，如升麻漯肿汤、椒艾洗药等；或用附子灸法等。

（3）半阴半阳证

凡疮形肿而不高，痛而不甚，微热微红，脉洪数无力者，可敷药性和平，功能行气疏风，活血定痛、散瘀消肿的冲和膏；或以活血散风、通络消肿的汤剂洗涤，如深静脉炎洗剂等。

各种剂型的选择方法：箍围药使用方便，适应性强，应用范围广，只要所患部位便于固定，即可选用。膏药运用方便，药力持久，便于收藏携带，一般可以通用，但有的患者有过敏反应，出现"膏药风"则应改换他法。熏洗剂方法很简单，运用方便，病变范围较大者更为适用。掺药使用灵活而方便。对于病情较重，单用一方一法力量不足者，加用本法可以加强疗效。事实上箍围消散法在应用中往往是多法并用，数方合施，如熏洗后，加用掺药敷贴法等，以期快速消散。

箍围药的调制法：先将按处方配制的药品制成药末，然后根据病情变化及不同的证候分别调制。由于病情的变化不同，箍围药所用的调敷液体也有多种多样，大抵以醋调的，取其散瘀解毒；以酒调的，取其助行药力；以葱、姜、韭、蒜捣汁调制的，取其辛香散邪；以菊花汁、金银花露调的取其清凉解毒；以鸡子清、蜂蜜调的，取其缓和刺激；以油类调的，取其润泽肌肤，并能增强脂溶性成分的溶解和吸收。

箍围药敷贴法：用于疮疡初起消散时，应将药糊敷满整个病变部位。若已化脓或溃后余肿未消的，应敷于患处四周，不要完全涂布。敷药的范围应超过肿势的范围，并且保持药物湿润疗效才好。

注意事项：用于阳证的箍围消散药，不能施于阴证，以免助长火毒，就是阳证，也不可过分寒凉，恐毒被寒凝，变为阴证。凡调箍围药，须多搅，使药稠黏，并不时用原汁润之，以便更好地发挥药效。

案例1（前列腺肥大所致癃闭）：樊某，男，65岁。2001年9月12日初诊。主诉排尿困难，尿后淋漓不尽已5年。3天前饮酒后出现排尿减少，努责方出，昨日则点滴不出，腹胀难忍。山西医科大学第一附属医院诊为前列腺肥大，要其手术治疗。患者有所顾忌，急来求治。视其苔白而厚，切其脉弦而紧，证属沉寒痼冷凝聚下焦为本，湿热下注，膀胱气化不行为标。急则治标，以制附片30g，酒大黄30g，蒲公英30g，败酱草30g，皂角刺30g，透骨草30g。加水3000mL煎开，将药液盛于大盆中，先熏后洗。待温坐浴其中，直至小解为止，内服清热利湿、活血化瘀之剂加肉桂1.5g，水煎服。当日小便癃闭得解，嘱其戒劳累，戒饮酒，忌辛辣刺激之品，日日坐浴，可免急难。

按语：随着我国社会老龄化进程的加快，前列腺肥大的发病率越来越高。而因此造成的男性患者小便闭止，令患者腹胀急痛，辗转反侧，痛苦难堪，虽然有多种多样的治法，如葱白胡椒敷脐法、针灸法、盐慰法等。但往往初期用有效，再用效减。不得已反复导尿，感染疼痛者有之；导尿管插入困难者亦有之。该坐浴方寒热共用以攻邪为主，属箍围消散法。本方系一老先生验方的加减。方中附子配大黄以祛沉寒大热，攻在里之酒热寒湿；蒲公英清热解毒利通淋，为通淋妙品；败酱草既解毒排脓又活血行瘀，有助于消散前列腺肿大；皂角刺、透骨草共为佐使，能使药达病所，发挥祛寒、消瘀、通淋利尿之作用。

案例2（宫颈癌术后直肠转移案）：段某，女，52岁。农民。1996年11月25日初诊。患者3年前发现宫颈癌并进行手术治疗，1994年阴道外口及直肠处复发肿物，下坠。1995年底又经肿瘤医院诊为宫颈癌术后直肠转移癌,烤电治疗50天后缓解,近年肿物又增大,出现黄带兼血性分泌物,阴痒,夜间尿痛,小腹憋胀,饮食、睡眠、大便尚可。苔白略厚,脉沉细。证属气虚湿阻,热蕴成毒,治宜益气、清湿热、攻邪毒。外用黄柏15g,苦参30g,川椒10g,艾叶30g,败酱草30g,土茯苓30g。加水3000mL煎开,先熏后洗,待温坐治。每次30分钟。内服:生黄芪,当归,白芍,生薏苡仁,白花舌蛇草,猪苓,半边莲,土茯苓,苍术,丹参。加减服药2个月后,病情好转,黄带少,只有夜间有许少,精神好转。之后随症加减治疗将近一年,至1997年10月17日带净,气色正常,精神好,原来的肿物缩小,后未发展,带病延年。3年后随访,仍健在。1983年曾用本法治疗刘某1例,亦是宫颈癌经放射治疗、化疗后病情一直难以控制者。当时我正在筹建山西中医学院筹备处。我亦用扶正攻毒、清热利湿之法,内外兼治而得愈。18年后的2000年患者又因肝病求治,较之当年病容憔悴已判若两人。

按语: 宫颈癌是最常见的妇科恶性肿瘤之一,乃下焦湿热蕴毒所引发。中医将本病辨证分为肝郁气滞证,肝肾阴虚证,脾肾阳虚证等证候。笔者在治疗中除有是证用是药之外,配合箍围消散法汤药外洗常收到较好的效果。本案中所用的外用方中苦参、黄柏清热燥湿止痒,败酱草清热行血;土茯苓利湿攻毒;川椒、艾叶杀虫止痒。合用共凑清热燥湿、杀虫攻毒之效。

2. 透脓祛腐法

概念:透脓祛腐法是用手术方法或是提脓祛腐的药物,制成适当剂型,促使疮疡内蓄之脓毒早日排出,腐肉迅速脱落的方法。古称"追蚀法"。《外科精义》说："盖疮疽脓溃烂之时，头小未破，疮口未开，或毒气未出，疼痛难忍者，所以立追蚀之方法，使外泄而不内攻，恶肉易去，好肉易生也。"说明本法是溃疡早期的一种基本方法，大致包括开刀法、扎结法，腐蚀药疗法、药捻法，并涉及止血法等。其中最具中医特色者为腐蚀药疗法和药捻法。

适应证：凡肿疡后期，脓毒不泻，及溃疡初期，脓栓未落，死肌腐肉未脱，或脓水不净，新肉未生，或形成漏管，久久不愈者均可选用本法。

（1）开刀法

此法是运用器械，对脓肿进行切开手术，从而达到疮疡毒随脓泄，去除病灶，肿消痛止，逐渐向愈的目的。否则脓毒内蓄，侵蚀好肉，甚至腐蚀筋骨，穿通脏腑，有造成生命危险的可能。所以开刀法是外科中重要的一种治疗方法。

切开手术注意事项：①脓未成形，不宜切开。开生刀，徒伤气血，脓反难成。②切口不宜过小，切口应在脓肿的较低处。切口应注意避开主要血管及神经等所在部位，以免损伤。③关节部位应谨慎开刀，以免关节不利。在胸肋腰等部位更宜注意不可深开，以免损伤内膜造成危险。④应严格消毒，忌粗暴操作。另外关于火针法、烙法、砭镰法，古代有很多记载，现在已很少应用或仅用于个别病证，故不再记述。

（2）结扎法

此法是一种祛腐除瘤的手术疗法。古代曾被外科广泛应用。如《外科正宗》载有用头发线结扎脱疽。《景岳全书》说："蛛丝缠法，可治瘤赘。其法取蛛丝成粗线，缠扎其根，数日，其丝渐紧，根渐细，屡易屡细，不数日竟成脱落。"但此法现已少用或不用。在痔漏的治疗上，目前有发展了的挂线法结扎法尚有实用价值。

（3）腐蚀药疗法

本法是运用具有提脓祛腐作用的药物，使疮疡内蓄之脓毒，得以早日排出，腐肉得以迅速脱落，或使过长之肉芽、生物等腐蚀脱落的一种方法以。书云："腐不去则新不生。"只有腐肉脱落，脓液减少，才能长出肉芽迅速愈合，所以腐蚀药是疡科要药。在目前，代刀破头法已逐渐少用，但如代刀散咬头膏等，仍然为体弱病人或畏惧手术患者的妥善治法。枯蚀法，如枯痔钉等治疗痔核，疗效仍然很好。用于溃疡提脓祛腐的药物分为含汞和无汞两大类型。含汞的主要药物是"白降丹""红升丹"。（当前常用的是"小升丹"，又名"三仙丹"。）这些药物腐蚀性过强，药性太猛，须加赋形剂使用，常用的方剂如九一丹、七三丹、五五丹等。对汞剂过敏的患者，可以选用不含汞的腐蚀药如黑虎丹等。

（4）药捻法

本法是将腐蚀药用纸捻加工或加赋型剂的方法制成药线或药捻，使之易于插入细小疮口中、漏管内，发挥提脓祛腐，引导脓水外流的中医外科引流法。适应证：它适用于溃疡疮口过深太小，脓水不易排出者（特别是瘰疬），或已形成漏管者。用法：又可细分为一是纸捻外黏药物法：纸捻常用桑皮纸、白麻纸等搓成线状，将腐蚀药物（一般多选用五五丹、七三丹或黑虎丹等）

均匀黏附在纸捻之外即成药捻。使用时将此药捻插入溃疡既深又小的疮口，发挥提脓祛腐的作用。二是药捻内裹药物法：将药物预先放在纸内裹好，制成捻状备用。药物多选白降丹、枯痔散等。多用于瘘管或窦道已成者，发挥腐蚀化管的作用。加赋型剂制备药捻法：是将腐蚀药加米糊或面粉制成锭状，线香状的药捻，插入细小的瘘管内，发挥祛腐拔瘘的作用。常用的有"三品一条枪"，能腐蚀漏管，也可以化去内痔，攻溃瘰疬。

注意事项：提脓祛腐法使用的药物，大都具有刺激作用，凡对药物过敏者，均应禁用；患于眼部、唇部、外阴、肛门等处都宜慎用。红升丹、白降丹应用陈久之品，则可缓和药性，减少患者痛苦。这类药物的使用不宜过量，以免引起汞中毒。药捻插入疮口中，疮口外应留一部分，便于下次换药取出。脓水将尽流出淡黄色液体时，即使脓腔尚深，亦不宜再插药捻，否则会影响收口时间。腐蚀药物作用峻猛，腐去管化即停，否则会伤好肉或筋骨。

（5）止血药

有些溃疡容易出血，或因腐蚀药运用不当引起出血，属于较小的出血可用具有收涩凝血作用的中药，掺布于出血之处，促使血液凝固，达到止血的目的。临床常用的方药有桃花散、云南白药以及三七粉等，但如果遇到大出血者，则应配合手术和内治等方法治疗。

3. 生肌收口法

概念：生肌收口法是用能促进生肌长皮的药物，使疮口迅速愈合的一种外治方法。生肌收口应从整体出发，如《外科理例》

说："生肌之法当先理脾胃，助气血为主，则肌肉自生。"说明了脾胃健壮、气血充沛，则毒尽自敛，乃水到渠成的自然现象。若病久体虚，机体再生能力低下，生肌收口法就应使用。因此，生肌收口法是处理溃疡最后愈合的基本方法。

适应证：凡溃疡腐肉已脱，脓水将尽的时候，肉芽生长迟缓者，可用本法。生肌收口的方药很多，临床应用从疮面情况及整体出发，进行选择。常用处方：偏于生肌的有肌散、生肌玉红膏；偏于收口长皮的有生肌象皮膏等。

注意事项：①如果局部脓毒未清，腐未净时，骤用生肌收口药，则不仅无益，反增溃烂，延缓治愈，甚至引起迫毒内攻之变。②如果溃疡肉色灰淡而少红活，新肉生长缓慢，则宜配合内治补养，其效方速。

案例1（乳腺癌术后淋巴液外渗创口不愈合）：席某，女，74岁，湖南长沙人。2002年8月14日初诊。患者3个月前在湖南长沙做了乳腺癌手术，现局部疮面时渗淡黄色稀水，未能愈合，无法进行放疗。西医考虑是淋巴液外渗，虽经反复治疗，但疗效不佳。遂从湖南远涉太原求治。审其食欲、睡眠、二便尚调，舌淡苔白，脉缓。证属气血不足，湿毒久恋。治以补益气血，渗湿托毒生肌。处方：①内服方：生黄芪30g，党参10g，白术10g，茯苓10g，生薏苡仁30g，泽泻15g，金银花30g，当归10g，白英30g，甘草6g。6剂，水煎服。②清洁换药。

2002年9月21日二诊：渗液已有所减少，脉细苔白。处方：①前方加白花蛇舌草30g，苦参10g，败酱草30g，继服之。②外用生肌散收口。9月22日患者携其子一同学到家中致贺，疮口已愈，不胜感激。

按语： 此例患者的特点在于淋巴液外渗而致创口不愈，古人无此记载。本案治疗的成功之处是在合理运用疮疡久不收口的基本内外合治法原则的同时，针对其特点用药。

案例2（外用药促使溃疡煨脓长肉）： 郭某，女，36岁。2002年9月11日初诊。患者右膝部摔伤后形成溃疡已1月余。反复口服、肌注、静脉滴注青霉素等消炎药。现疮口直径约1cm，深约2cm，疮面干净，肉芽红活，就是不生肉，不收口，脉细苔白。证属气血两虚。治以益气养血，生肌收口。处方：①内服十全大补汤加金银花30g。②外用烧伤创疡灵外敷。1周后，患者打来电话说伤口内有白色脓液较多，问是否敢再用。答曰：有脓是中医煨脓长肉之佳兆，请放心再用1次外用药，又过1周，深达2cm的溃疡终于愈合。

按语： 此则病例不但说明生肌收口法使用得当完全可以达到预期目的，而且说明不从中医角度考虑，不辨清病情的正邪虚实变化，而一味使用抗生素的弊端。再一次证明在疮疡溃后正虚邪退，疮口不敛时，内治以补为主兼清余毒，外治以生肌收口法为主的基本治疗原则的正确性。

以上三法是外治法中的一般规律。需要说明的是，有些具些有清热解毒、提脓祛腐、生肌收口等综合作用的药物，可以通用于疮疡全过程，如太乙膏、千捶膏等，并可以配合其他药物发挥遮风护肉，固定药物的作用。此外还有些方法已经不用，有些是少数医生使用，或用于个别疾病的。如挂线法、熏法、药筒拔法、神灯照法、灸法等，不在此处做深入讨论。

按语： 本文介绍了中医外科外治法的基本概念和适用原则，并举例加以说明。自从古人依据外科疾病不同发展阶段的不同病机特点，将中医外科的内治规律合理、精炼地概括为消、托、补三法之后，广大医家用内服药治疗外科疾病的目的性就大大加强了，现在我们又在大致按照与内治法相同的分期标准，分成三期。并考虑到不同阶段病机转化的不同特点，把传统中医外科外治形形色色的具体方法，初步总结归纳为箍围消散、透脓祛腐和生肌收口三法。同样希望这样的理论加工工作，能够执简驭繁，能够起到指导临床，合理选择和灵活运用中医丰富多彩的外科外治方药的作用。

中医治疗癌症心得

早在 1982 年时，我曾用内外合治法治疗刘某，该患者为宫颈癌晚期，经过放化疗后病情一直难以控制。我用扶正攻毒、清热利湿之法治疗该患者，内外兼治而效果明显。18 年后（2000年3月1日），该患者又因肝病来找我治疗，观察其面容体质与当年已经判若两人。通过该案例我认识到，传统认为癌症是不治之症，谈癌色变，这种说法并不完全准确。我认为癌症是可以治的，治不好，只是因为治疗方法不当，不等于癌症是不治之症。

癌症归属于中医岩证范畴，岩证的病因还不十分明了。中医学十分重视全身经络脏腑的气血活动和精神因素的影响，认为岩证的发病与情志内伤，肝郁气逆，思虑伤脾，以致经络窒塞，热毒内结等病理变化有关。一般来说，岩证发病后，机体与病邪之间出现了邪盛正衰的变化。首先是气血越来越不足，引起流津、出血，进行性的消瘦衰竭等正虚的表现。所以解决邪和正、攻和补之间的关系，是认识本病和治疗本病的一个基本问题。中医治疗岩证也是用整体治疗的方法，应用辨证论治的规律，从而达到治本清源的目的。仅从现在来看，在病的早期，往往能取得一定的疗效，在病的各个阶段中，亦能以适当的辨证论治疗法，以达到延长寿命的愿望。因此，是值得研究的。具体治法：益气养血、补益肝肾、开郁理气、清热解毒、活血化瘀、消肿溃坚、补益托毒。但是，千百年来的医疗实践证明，以上这些一般的治疗方法，对岩证的认识是非本质的，所以治疗效果不佳，基本上没有控制了岩证对人类的危害，我们有必要寻找一套新的辨证论治的规律。这也是有可能的。从祖国医学的发展来看，从《黄帝内经》到《伤寒论》是一个重大的发展。汉朝时，伤寒对人类的威胁可谓大矣。仅从张仲景一家来看，向余二百，建安纪年以来，犹未十念，其死亡者三分有二（140～150人），伤寒十居其七（约105人），可见一斑。张仲景总结前人经验，发展创造了六经辨证法，基本上掌握了伤寒病的规律，解决了这个问题，从而开创了辨证施治的先河。后人崇之谓"医圣"。从伤寒论到温病学派的兴起，并非简单的学术争论；当时温热性的传染病猖獗地威胁着人类的生存，天花、流脑等疾患即中医的温病、疫疬，使整村整庄的人死亡熄灭，而用原来的仲景之法，不仅无助于病，还有害于命，于是医家在中医理论指导下，经过大量的实践验证，叶天士、吴鞠通等人逐渐掌握了这类疾病的规律，用卫气营血、三焦辨证的法则，控制了温病的泛滥，对我中华民族的医学发展，可谓有不朽的功劳。这是中医学发展的又一个重要的标志性成绩。现在的癌症，虽然危害之大，但比之于当年，尚不足为怪。而我们现在有正确的政策保证，有发达的现代医学和高度发达的现代科学的帮助，只要我们勤求古训，勇于实践，在不久的将来对癌症的规律，必定能够认识和掌握。我们的先辈已对癌症有许多独特的见解。比如《洞天奥旨》，认为乳岩"大抵皆阳证，不比他痈有阴有阳，不必分阴阳，以定治法，但当别先后以决虚实可"。这与中医传统理论可谓离经叛道了。晚清徐半龙也曾说："乳岩初期知觉，即益气养荣，服大补之剂，犹可消散。若行气补血，则速其成。"亦是独特之见。现在各地亦有许多癌症治愈的个别案例。所以我们探求癌症的新的辨证理论和治则，这是一件有重大意义的工作。这需要对中医治疗癌症有必胜的信念，坚持不懈的探求。

在多年的临床基础上，我总结了一种治疗癌症的方法，即元宗血津复辨证法，并把它运用于临床，迄今已约6年时间，取得了较为满意的疗效。我记得时任国务院副总理的吴仪曾说过："中医要发展，要用其自身的发展规律来研究。"我经过反复的多年的探求，认识到中医的发展规律实质就是辨证论治的不断发展。这在《医易通论》一书中作者大量论证。从最初的六经辨证到八纲辨证、脏腑辨证，到卫气营血辨证都是辨证论治的发展。对于癌症应有其独特的辨证方法。因此，我尝试过几种方法，试图形成癌症的辨证方法，例如：①八卦法。《易经》云："易有太极，是生两仪。两仪生四象，四象生八卦。"我试图将八卦中的乾、坤、巽、震、坎、离、艮、兑于癌症的八种证型相对应来辨证治疗，但逐渐发现无法对应，因而放弃。②模糊数学法。当年我曾与山西大学数学系的潘政教授利用模糊数学法研制成功一套治疗脉管炎、静脉炎的软件。我也曾试图用此法来辨证治疗癌症，亦未获成效而放弃。③元宗血津复辨证法。之后经过日夜不停地苦思冥想，逐渐琢磨出了该法，大致成形于 2011 年春节前后，并且经过几年的临床验证，证实该法是可行的。

我认为治疗癌症的好的辨证论治方法需要有几个特点：①全面、可行。它应该基本涵盖癌症的所有病变，并且经得起临床验证。②简单、易掌握。只要掌握了中医基本理论的人，经过学习都能掌握该法并应用于临床。③能够体现癌症的本质。癌症病机复杂多变，但我们要将其复杂的病机条理化。五种证候分期来论治，就是一种很好体现癌症本质的方法。④这些特点和证候的本质要符合中医的基本理论。经过多年的验证，我认为元宗血津复辨证法具备了以上特点，在临床上也取得了较为满意的效果，但成形时间尚短，仍需要进一步充实完善。

元宗血津复辨证法的理论已经形成，目前我们正在临床上进行验证。主要是通过具体的病例在验证其理论的正确性。自该理论完全成形于 2011 年开始，我们在山西中医学院附属医院、山西中医学院第三附院，已经进行过上百例的验证。例如：①元证：人体乳头状病毒（HPV）是导致宫颈癌的元凶，研究显示人体乳头状病毒（HPV）感染和宫颈癌癌前病变发展至宫颈癌有直接关系。能够控制人体乳头状病毒，即可以阻断向癌症发展。对于人体乳头状病毒的控制，我们目前已治疗过 3 例 HPV 阳性的患者，经过 3 个月的治疗，HPV 全部转阴。乳腺增生中的钙化灶亦属于乳腺癌的癌前病变，国外统计资料标明，30%～50%的乳腺癌患者伴有微钙化，在乳腺组织中有钙化的患者乳腺癌的相对风险是没有乳腺钙化患者的47倍。对于乳腺增生伴有钙化的患者，我们也已治疗过4例，经过治疗后钙化完全消失。②宗证：我们把有明确临床症状并已确诊为癌症而未发生转移的辨为宗证。关于这一期的患者，我们治疗过的病人较多，例如：肺癌患者就有数十例，坚持服用中药以来，患者一般状况都好。还有胃癌，肠癌，乳腺癌，口腔癌等多例患者也有同样好的效果。③血分证：我认为血分证有四大特点，即爆发性、迅捷性、转移广泛性、难愈性。因此，该证候的患者一般都已出现全身广泛的转移，病情发展迅速，变化快。留给我们的时间不多，但也有服药后迅速缓解者。例如：吕某一案，该患者为乳腺癌术后出现肝转移，骨转移，患者全身骨痛，不能下床活动，西医院对该患者已放弃治疗，经服用凉血解毒、养血滋阴的中药3个月后，患者疼痛明显减轻，亦可下地活动。饮食、睡眠、精神可，取得了显著的疗效。还有樊某一案，该患者为乳腺癌未行手术全身转移者，患者身体多个部位出现癌肿，其中左髋部有一颗十厘米大小的肿块，乳房都有多个肿块，经别人介绍找到赵尚华门诊，吃中药12剂后肿块明显减小，亦是取得奇效的一例病案。④津证：我把癌毒久袭，津液大伤，已有极度衰竭现象的统称津证。癌症患者伤津者多，如肺癌大量胸水；肝胆胰腺癌大量腹水；有的宫颈癌首发症状也是腹水。津分证的治疗应以扶正为主，兼清余毒。此期的患者经过我们的治疗也效果明显。例如王某一案，在山西医科大学第二附属医院血液科，行骨髓穿刺术确诊为急性髓细胞白血病。以清热解毒、益气养阴法为原则，经过不到两个月的中药治疗，患者不仅全身乏力、汗出症状全部消失，而且血常规指标均恢复正常。⑤复元证：这一期的患者较多，因为患者发现癌症之后，能够行手术治疗的还是应该首选手术切除，因此术后调养恢复，预防复发也是很重要的。复元证的治疗应注意：分虚实以善后；守成法防复发。我们治疗过的患者例如乳腺癌术后淋巴回流障碍导致肢体肿胀者，甲状腺癌术后月经不调者，术后高热不退者，术后伤口不愈合者等，经治疗均取得了满意的效果。

附篇

阳和通脉汤的创制和使用

赵尚华教授认为，中医方剂的运用，需要继承创新，他在阳和汤的组方原则上结合几十年的临床经验，缜密思考，组成了阳和通脉汤，用于治疗脱疽。并在赵老主编的《中医外科方剂学》中公布，其书于 112 页明确记载：组成：炮附子 10g，桂枝 10g，麻黄 8g，丹参 30g，鸡血藤 30g，川牛膝 10g，红花 10g，地龙 10g，当归 10g，赤芍 10g，炮甲珠 10g，甘草 15g。用法：水煎服。功用：温阳散寒，活血通脉。主治：脉管炎、雷诺氏症等病有患处苍白冰冷疼痛，患肢沉重，间歇跛行，趺阳脉搏动减弱或消失者。阳和通脉汤组成之后，施汉章老师认为有刚燥太过之嫌，赵老加白芍 10g，以制其燥，更加合理。

本方炮附子，大辛大热，峻补元阳、通血脉、暖脾胃，与桂枝辛甘温助阳散寒，流畅血脉配伍，治疗肾阳不足、命门火衰、肢冷脉微，二药合用为君。麻黄辛温，散寒温通，丹参、鸡血藤、地龙、红花活血化瘀，共辅君药温通经脉；炮甲珠通经散结，直达病所；当归、芍药既通血脉，又养血柔筋，又制附子之燥热，并为佐药；甘草量大解毒，又能够调和诸药是为使药。全方共奏温元阳、破痼冷、通血脉、祛冷痛之功。寒重者，加鹿角霜、细辛；肌肉萎缩者，加党参、黄芪、苍术。诸药合用，温阳活血，散寒通滞。本方特点，以温通为主，辛散于温阳相辅相成，对治疗血栓闭塞脉管炎初期阴寒凝结证效果极佳，后被多家专业书籍收录。

李某，男，41岁，山西太原人，2014年11月25日初诊。主诉：右下肢疼痛不适1年。现病史：患者3年前右足第二趾疼痛，经微创手术搭桥后又口服药缓解。1周前自感疼痛加剧，间歇跛行，行走后小腿疼痛，麻木、发凉，夜间疼痛更甚，怕冷，食欲不佳，大便稀薄不成形。查体：右小腿皮色苍白，皮温低于左下肢，右足背动脉搏动消失。舌淡苔白，脉沉细。血管造影，右胫后动脉前段堵塞，右胫前动脉近端闭塞。西医诊断：血栓闭塞性动脉管炎微创手术后。中医诊断：脱疽（脉络寒凝证）。治法：补阳活血，温经通脉。处方：阳和通脉汤加减。桂枝10g，当归10g，白芍10g，制附片10g，鸡血藤30g，蒲公英18g，地龙10g，川牛膝10g，五味子10g，炮甲珠10g，炒枣仁10g，甘草10g。6剂，水煎服，每日1剂，早、晚分服。

二诊：患者诉其三剂后仍痛，但后三日未痛，效不更方，去五味子加生龙骨30g，改制附片12g，患者疼痛消失，诸症缓解。共服汤药一月后改散剂巩固半年。本例患者系今年治疗的脉管炎用微创疗法（搭桥术、支架术等）缓解后又复发的病例，再用中药辨证论治又取效之案例，有一定的推广意义。

按语：赵尚华教授是全国著名中医外科专家，治疗血栓闭塞性脉管炎疗效显著，有效率达95.5%，其中阳和通脉汤在血栓闭塞性脉管炎初期治疗上功不可没，并获1993年山西省科技进步奖。笔者跟师赵老，得益匪浅，希望同修，学以致用，普助众生，功德无量。

逍遥蒌贝散的创制和使用

赵尚华教授为全国第四批老中医药专家学术经验继承工作指导老师之一，从事中医临床、教学工作 40 余载，博览医书，勤于钻研，积累了丰富的临床经验，特别是对周围血管病、肿瘤疾病、乳腺病、皮肤病的中医治疗有独到经验。赵尚华教授拟创的逍遥蒌贝胶囊是治疗肝郁痰凝引起的多种乳腺疾病的有效方剂，今浅析该方的创制经过并举案例加以说明。

一、逍遥散、蒌贝散的方承考证

1. 逍遥散

逍遥散始载于宋代陈师文《太平惠民和剂局方·卷之九治妇女诸疾》中，是宋代和剂药局常用名方之一。"逍遥"二字古载亦作"消摇"，意为伏游自得貌。王晋三曰："《庄子·逍遥游》注云：如阳动冰消，虽耗不竭其本；舟行水摇，虽动不伤于内。譬之于医，消散其气郁，摇动其血郁，皆无伤乎正气也。"逍遥散为调和肝脉的常用方，服之可达到疏肝理脾、养血和营之效。使得肝气畅，郁结消，气血调，精神爽。逍遥自在，故名"逍遥散"。

"逍遥散"中提及，本方脱胎于汉代张仲景的四逆散与当归芍药散两方之法。《伤寒论》318 条载四逆散由炙甘草、炙枳实、柴胡、芍药四味组成，言"少阴病，四逆，其人或咳或悸，或小便不利，或腹中痛，或泄利下重者，四逆散主之"，指出本方可用于气郁而致厥逆证，体现了疏肝解郁、调理气机的治法。汉代《金匮要略》载当归芍药散，由当归、芍药、茯苓、白术、泽泻、川芎6位药组成，主治"妇人妊娠腹中痛及妇人腹中诸疾痛，具有疏肝养血、健脾祛湿之效。以上两方均为和解剂，均有疏肝解郁之功。

逍遥散为四逆散易枳实和当归芍药散去泽泻、川芎加薄荷、生姜组成，即柴胡、当归、白芍、白术、茯苓、甘草、薄荷、生姜8味药。主治"肝郁血虚所致两胁作痛，寒热往来，头痛目眩，口燥咽干，神疲食少，月经不调，乳房作胀，脉弦而虚者"，具有疏肝解郁、健脾和营之功。张秉成在其《成方便读》中述："夫肝属木，乃木气所寓，为藏血之地，其性刚介，而喜条达，必须水以涵之，土以培之，然后将遂其生长之意。若七情内伤，或六淫外束，犯之则木郁而病变多矣。此方以当归、白芍之养血以涵其肝，苓术草之补土以培其本；柴胡、薄荷、煨生姜俱系辛散气升之物，以顺肝之性而使之不郁，如是则六淫七情之邪皆治，而前证岂有不愈者哉。"

逍遥散自立方之始就备受历代医家宠赞，以此方为基础方，衍生出诸多有效的典剂。如：丹栀逍遥散（又称加味逍遥散）、黑逍遥散。

2. 蒌贝散

蒌贝散始载于《医宗金鉴·外科心法要诀》。由瓜蒌、贝母、南星、连翘、甘草5味药组成。功能化痰散结，主治乳痨、结核等初起气实者。《外科大成·乳痨》中述："乳房结核，初如梅子……初起宜隔蒜灸之，绀珠膏贴之，蒌贝散消之。"蒌贝散中瓜蒌、贝母、南星3味药均有化痰散结之功，连翘可舒邪散结，立方寓意明确，借4药同功之力直达病所，以使乳房结块在初起气实之期或消或散于无形。《疡科心得集·辨乳癖乳痰乳岩论》中更将瓜蒌、贝母等尊以治痰首选，如其曰："用药疏肝之中，必加贝母、半夏、瓜蒌等以治痰，则未脓可消。"

总结前人对逍遥散、蒌贝散两方的临床经验，我们可以得出这样的结论：①治疗肝气郁结所诱发的诸症，逍遥散是一剂百试不爽、极有经验的基本方剂，包括肝气郁结为病源所诱发的乳房疾病。②蒌贝散治疗因痰湿凝结的乳房结块属上佳选择。赵尚华教授在总结前人经验的基础上，依靠临床数十载经验，深悟两散遣方用药之精髓，分析两散治疗乳房疾病之优劣，摸索创研了以乳房结块为主治的良方——逍遥蒌贝散。

二、逍遥蒌贝散的创研思路

综上所述，古代先贤对方剂的加减化裁、再创新制的脚步从未有所停歇，其目的就是不断地进一步完善治病之法，使其日趋完善，尽善尽美。赵老早年就致力于乳房疾病的研究，遍阅典籍，乞获良验，遍觅民间，乞得良方。20世纪70年代初，赵老偶得一民间秘方，经过考证，原系逍遥散合蒌贝散原方。后经近10年的临床反复验证与使用，认为原方去生姜、薄荷、连翘等，加生牡蛎、半夏、山慈菇加强软坚散结之功，其效更著，临床使用范围更广。

1983 年 6 月，赵尚华教授撰著的《中医外科心得集》一书中正式将此方命名为逍遥蒌贝散。其书中明确著录：逍遥蒌贝散（经验方）：柴胡、当归、白芍、白术、茯苓、甘草、瓜蒌、贝母、南星、半夏、山慈菇各 10g，牡蛎 15g。功用和主治：疏肝理气、化痰散结。治乳癖、乳岩初期、乳痨等症。用法：水煎服，每日两次。1998 年改为中药胶囊制剂。该剂型治疗乳腺增生性疾病方面，不论是临床疗效或是试验及研究均获得了满意效果。1986 年该方被高等医学教材《中医外科学》选用，2002 年该方录入 21 世纪课程教材、全国高等中医药院校教材《中医外科学》中。

赵尚华教授认为乳癖、乳岩初期、乳痨均有结块之症状，肝郁痰凝是疾病发生、发展的主要病机，赵尚华教授在《中医外科心得集》一书中提到："乳头属足厥阴肝经，乳房属足阳明胃经，忧郁伤肝，思虑伤脾，痰湿不化，乳络阻滞，气郁血瘀，致使乳内结核。"逍遥散具有疏肝解郁、健脾和营之功，其疏肝之无形郁气尚可，散化脾湿亦无不可，无形之气可散之可疏之，柴胡、生姜、薄荷可效之；水湿流浸，可燥化、可利下，白术、茯苓可任之；然气机郁滞、水湿凝结固定不移，蕴阻乳络而成结块，则非逍遥散能力所及。蒌贝散功能化痰散结，使凝滞的癥块日渐销蚀，如日月薄蚀，以渐而蚀，其功效非一日而成，所需时日较久。然而该方疏肝健脾之力不足，蒌贝散销蚀之功恐不及病体痰邪凝滞生成的速度。

上述两方特点使其在单独治疗以结块为主症的乳癖、乳岩、乳痨疾病中凸现药力的片面性。赵尚华教授将两方合并，既弥补了两方不足之处，同时兼顾了扶正与祛邪两个方面。方中柴胡疏肝解郁，疏散肝郁之气；去除薄荷、生姜、连翘，以消除升散过度，耗伤正气之弊；当归、白芍养血柔肝，肝得条达，气顺则痰消；白术、茯苓健脾祛湿，使运化有机则杜绝生痰之源；瓜蒌、贝母、半夏、南星散结化痰；牡蛎、山慈菇软坚散结。诸药共奏疏肝理气、化痰散结之功。两方化裁为一，既保留了逍遥散疏肝健脾之功，又截断了痰邪生化之源；既加强了蒌贝散化痰软坚散结之力，又不虞散而又结之弊，使得该方攻补兼施之能。

三、逍遥蒌贝散的临证验案

患者女性，37岁，2009年2月27日就诊。主诉：经前期乳房胀痛6个月。现病史：月经前期乳房胀痛，情志不畅可诱发加重，伴月经不调，或提前或退后，纳可，眠可，二便调，苔白，脉缓。2008年8月及2009年2月彩超提示：双侧乳腺增生。中医诊断：乳癖。西医诊断：乳腺增生。辨证分型：肝郁痰凝。处方：逍遥蒌贝散加减。组成：柴胡10g，当归10g，白芍10g，茯苓10g，白术10g，瓜蒌10g，浙贝母10g，胆南星10g，生牡蛎10g，山慈菇10g，甘草10g。水煎服，每日1剂，早、晚分服。服用30剂后，经前期乳房胀痛明显缓解，月经基本规律，改为口服逍遥蒌贝胶囊，每次3粒，每日3次；连服4个疗程后，彩超提示：双侧乳腺未见异常。

按语：逍遥蒌贝散主治乳癖、乳岩初期、乳痨等症。临证施治过程中，应依据病人身体条件、病情发展变化辨证施治。现仅将赵老师常用的加减法罗列如下，以供临床参考。若纳差倦怠者，加焦山楂、焦麦芽；心烦喜怒，口苦者，加牡丹皮、栀子；若胸胁闷闷、苔白水滑者，去瓜蒌，加桂枝、干姜以温化寒痰；若纳差、胃脘疼痛者，去瓜蒌、南星，加陈皮、干姜、砂仁。乳腺疾病多有结块存在，其结块的形成每与肝郁、痰凝有关，传统治疗乳腺疾病或偏重疏肝解郁，或倾向化痰散结，往往重此轻彼，无法兼顾。赵尚华教授根据临床数十载经验，将逍遥散与蒌贝散加减化裁，拟出经验方——逍遥蒌贝散，并将该方应用于临床，获效颇丰。

龙宫莲胶囊的创制和使用

龙宫莲胶囊乃吾师自行研制的抗肿瘤成方。药物组成有：龙葵、守宫、半枝莲、生黄芪、砂仁、白花蛇舌草、僵蚕、生薏苡仁等。癌病的中医认识是正气先损，热毒、痰湿、瘀血、气滞等蕴结于脏腑组织，相互搏结，日久积渐而成的一类恶性疾病。肿瘤已经形成，即为瘀滞，病程日久，湿瘀互结，投以此方，解毒利湿，化痰散结。脾为气血生化之源，为升降之枢，脾病最易生湿，癌病最易影响脾胃，运化失职，湿浊内蕴，为肿瘤生长提供了条件，此方针对其病理因素"湿热之毒"而设，验之于临床，卓有成效。

赵尚华教授用药从患者当前所表现的症状出发，着重调理气血，攻毒散结。因患者肿块部位之皮肤色红灼热，虑其有"热盛肉腐，肉腐成脓"之势，又有破溃之疑，故方中清热攻毒，散结之力较强。全方合用，共奏调理气血、攻毒散结之功。方中之龙葵，乃苦寒之品，主要入肺、胃、膀胱经。龙葵，寒以清热，苦以燥湿，具有清热解毒、利水消肿之功效。半枝莲、白花蛇舌草、生薏苡仁解毒利湿。半枝莲，辛凉，归肝、肺、胃、大肠经，具有清热解毒、散瘀止血的功效，临床治疗乳腺癌、肝癌等恶性肿瘤均有疗效。方中最值得一提的是，守宫，因其善捕蝎蝇，故得虎名，以其常在屋壁宫墙，故为守宫，其性咸、寒，有祛风定惊、散结解毒的功效。临床除用治中风瘫痪，历节风痛，风痰惊厥外，还可用于中医外科瘰疬、恶疮的治疗。临床应用证明，守宫用治食管癌等恶性肿瘤后无明显毒副作用。近些年用守宫治疗各种癌症已取得可喜的疗效。据报道，临床上有用守宫连续服药1年零6个月，总量达到1200余条，仍未见毒副反应。可见，本品是一种有效而且安全的抗癌良药。此方在临床应用多年，对肿瘤确实有良好的疗效。

柴翘五淋散的创制和使用

赵尚华教授拟创的柴翘五淋散是治疗湿热下注引起的多种淋证的有效方剂，今略对其方的创制经过和使用案例加以说明。在临床中观察患者的症状多与湿热有关系，根据传统用八正散和五淋散治疗，而多有疗效欠佳者，结合具体病例加减化裁自拟经验方柴翘五淋散更能提高疗效。

一、五淋散的方源考证

古今医借以五淋散为方名者不止一见，据彭怀仁先生主编的《中医方剂大辞典》记载至少有 9 家之多，即其方剂流水号之 12492 至 12500。但与赵尚华先生拟创的柴翘五淋散有直接渊源关系是第一首，即 12492 五淋散，其文曰："五淋散：《局方》卷六（宝庆新增方）。为《鸡峰》卷十八‘山栀子汤’之异名。见该条。"宝庆是理宗赵昀年号，使用年限为 1225 至 1227 三年之间。张锐《鸡峰普济方》30 卷，大约序刊于绍兴三年（1133 年）。其书卷十八·淋中关于山栀子汤的行文简省："山栀子汤：治五淋及血淋。当归、芍药（赤者）、茯苓（赤者）、甘草、山栀子，右等分为细末，每服二钱，水一盏，煎至八分，温服。"由此可知，宋代张锐首倡山栀子汤，《局方》收录时更名"五淋散"，且对其主治功用加以规范和推衍。其文曰："五淋散，治肾气不足，膀胱有热，水道不通，淋沥不宣，出少起多，脐腹急痛，蓄作有时，劳倦即发；或尿如豆汁，或如砂石，或冷淋如膏，或热淋便血，并皆治之。赤茯苓六两，当归（去芦）、甘草（生用）各五两，赤芍药（去芦，剉）、山栀子仁各二十两。上为细末，每服二钱，水一盏、煎至八分，空腹食前服。功能清热凉血，利水通淋。"由于《局方》影响深远，所以五淋散之名显而山栀子汤之名晦。后世医家力倡五淋散的临床使用者有陈修园和张子琳二位。

二、五淋散的后世传承

清代陈修园（1753—1823）《医学实在易·五淋癃闭》介绍的主方即此五淋散，其文曰："五淋汤：治小便淋涩不出，或尿如豆汁，或成砂石，或热沸便血。赤茯苓三钱，白芍、生山栀各二钱，当归、细甘草各一钱四分，水煎服。此方用栀、苓治心肺，以通上焦之气，而五志火清；归、芍滋肝肾，以安下焦之气，而五脏阴复；甘草调中焦之气，而阴阳分清，则太阳之气自化，而膀胱之水府洁矣。"其《时方歌括·通可行滞》卷上再选此方，总结出流行甚广的五淋散歌诀，其文曰："五淋散用草栀仁，归芍茯苓亦共珍，气化原由阴以育，调行水道妙通神。"并在详论、复述其组方机理、药物配合法度之后强调"此治本之计，法之尽善者也"。

张子琳（1894—1983），山西名医。临证时惯以陈修园学术为指导，采《医宗金鉴》之方药，参唐容川、王清任、张锡纯等经验为法。1978 年 12 月赵尚华、张俊卿整理的《张子琳医疗经验选辑》的"证治概述·五淋"除纯虚无实之劳淋而外，皆可见到五淋散加味的存在，如石淋所选之方中有五淋散加金钱草30～60g，灯心一撮；气淋所选之方中有五淋散加荆芥、香附、生麦芽各6g，灯心一撮；血淋所选之方中有五淋散加牛膝、郁金各6g，桃仁4.5g，灯心一撮，并冲入麝香少许。同书"医案选"部分热淋、血淋等证中，所见多者仍为五淋散化裁加减的使用。2001年10月赵尚华、张俊卿主编的《中国百年百名中医临床家丛书·张子琳》一书"专病论治·五淋"中更单列一篇"五淋散治五般淋"来阐发五淋散的使用。此外张子琳先生喜用的清热通淋汤也是在五淋散、导赤散和八正散基础上化裁而来，由此观之张子琳先生不愧为后世将此方发扬光大的医家。

前人的临床实践已经证实五淋散的确是治疗诸般淋证的基础方。《和剂局方》的增修者慧眼识珠，独识张锐《鸡峰普济方》山栀子汤的优秀疗效，而选之入书。而此方也以其卓著的疗效证明它无愧于五淋散的新拟方名。

赵尚华先生在临证上深得张子琳先生的真传，对其方体会颇深。赵老认识到此方虽足以担当治疗诸般淋证的坐底方，但它仍然有一些缺陷，决定在临床中继续前行，于是摸索创制了疗效更加肯定的柴翘五淋散。

三、柴翘五淋散的创制思路

经历了多年的临床验证之后，赵尚华先生将其方笔之于书、公之于众。1998年6月，赵尚华、马绍尧二人合作撰著的《现代中医皮肤性病诊疗大全》一书中正式将赵老的这张验方命名为柴

翘五淋散。其书 1300 页明确著录："柴翘五淋散（经验方）：柴
胡 10g，连翘 15g，五味子 10g，云苓 10g，赤芍 10g，当归 10g，
栀子 10g，甘草 6g。功用：益阴清热，通利三焦。治湿热下注，
三焦壅滞，缠绵难愈之淋证。用法：水煎，分 2 次服。"

如上所述，从此方创立已有八九百年，以远古圣今贤已对此
方实践多年、肯定有加，为什么还有必要对其加减化裁、再创新
制？事实上，人们对于古方化裁的脚步从未有所停歇。并且这种
增减变化至迟从张仲景时代就开始了，《辅行诀五脏用药法要》
一书中明确记载："汉晋已还，诸名医辈，张玑、卫汜、华佗、
吴普、支法师、葛稚川、范将军等，皆当代名贤，咸师式此《汤
液经法》，愍救疾苦，造福含灵，其间增减，虽各擅新异，似乱
旧经，而其旨趣，仍方圆之于规矩也。"增减变化古今之方的前
提或出发点是对原方有深刻的体悟，唯有如此才能做到，新成之
方或致新效而不逾于矩，柴翘五淋散的创制也没有脱离开这条亘
古不变的道理。赵尚华先生很早就意识到五淋散最为洽切的适应
证，其实是湿热较轻，而阴虚较重，尤其是久病体弱的病例。

略细分析，张锐山栀子汤（当归、赤芍药、赤茯苓、甘草、
山栀子）的育阴清热利水，可以说在一定程度上是对仲景五苓散
（猪苓、茯苓、泽泻、白术、桂枝）通阳化气利水的扬弃。应当
说张锐的创新工作在一定程度上解决了五苓散所不能解决的阴虚
与湿热并存而小便不利的用药难题。但是张锐在创立其方时忽略
了仲景方中桂枝的特殊作用，桂枝一味，不但借其辛温之性而有
通阳化气之能，又可解肌祛风，还寓有表里双解的含义在里面。
因此，五苓散原方虽然也只有 5 味药，却兼备了发汗、利小便的

功能，这就是《素问·汤液醪醴论》中所说的"开鬼门、洁净府"之法。但张锐的山栀子汤却不具备这样的功能，赵尚华先生首先选择了更加切合病机的柴胡、连翘二味以弥补这个大法的不足，此二味不但可以解肌发表，并且属于辛凉解表之大类，同时加强了原方的清热之力。

虽然五淋散（或山栀子汤）针对的病机是湿热较轻，阴虚较重的淋证，但客观上来说，其方滋阴的力量是不足的。原方滋阴力量有限是受制于其适应证的复杂性——既又阴虚还有湿热，过分滋腻必然有碍于湿热的清理。对于这一点陈修园是有所认识的，陈修园的五淋散已悄悄将《局方》沿袭下来的赤芍换成白芍了。而人们习惯上认为赤芍偏于凉血，而白芍偏于敛阴，正如黄宫绣在《本草求真·凉血》中说："赤芍与白芍主治略同，但白则有敛阴益营之力，赤则止有散邪行血之意。"针对原方的这个不足之处，赵尚华老师果断地选用了五味子一味作为加强其方滋阴力量不足的药物。选用五味子一味用于以小便不利为主要特征的淋证当中是要有一些胆略的，但这味药同时又具有他药所不备的优长之处，所以这一看似无理的药物的增入成为保障柴翘五淋散疗效的关键。黄宫绣《本草求真》一书中，五味子出现在收敛药的第二位，其位置和重要性仅次于同类药物的首选药——白芍。毫无疑问，这种排列顺序是以一定的临床效果和理论基础为其支撑条件的。当然，我们不能忘记柴翘五淋散主治病证是阴虚与湿热并存。一味滋阴，必然碍湿。前已论及柴胡之选，主要是为了配合连翘共同达到清热解毒、表里双解的作用，但同时选择柴胡，也是考虑到"柴胡为风药，风能胜湿故也"（缪希雍《神农本草经疏》）。

以上就是柴翘五淋散的基本创制思路，其指导思想是扬长避短、针对病机、突出主治、理法明确。

四、柴翘五淋散的临床验案

方剂是相对固定的，临床所遇疾病是千变万化的。下面以赵尚华先生的验案来示范此方之灵活应用。

邢某，男，67岁，轩岗镇人。2008年12月21日初诊。主诉：前列腺经尿道电切术术后尿血14天。现病史：患者于2008年11月做"前列腺经尿道电切术"。术后出现尿道出血，尿痛、尿急等症状。经当地医院以泌尿系术后感染治疗，静脉输注菌必治、左氧沙星、头孢哌酮苏巴坦等约3天，查尿常规示：尿潜血（++++），尿白细胞（+++），继续使用以上相关抗生素治疗21天后未愈，为求根治，电话寻求中医治疗。诊断：术后阴血不足，湿热下注。治法：益阴清热，通利三焦。处方：柴翘五淋散加减。柴胡10g，连翘15g，五味子10g，车前子（包）10g，金银花30g，赤芍10g，云苓10g，炒栀子10g，白花蛇舌草30g，甘草梢6g。水煎服。

2008年12月26日二诊：服用上方6剂后，患者观察小便前段仍有血，后段无血，尿常规示：白细胞（++），尿潜血（++）。仍电话求诊。上方继服加地龙10g，生薏苡仁30g，生蒲黄10g。水煎服。

2008年12月31日三诊：上方加减续服，9剂后尿常规示：尿潜血（±），尿白细胞（−），患者尿痛、尿血症状消失，仅有尿急、夜尿多症状。苔白，有瘀斑，脉滑。诊断：脾肾气虚不摄。治法：益气温肾，缓急缩尿。处方：用补中益气汤加桑螵蛸、益智仁等。患者服用上方 6 剂后症状很快控制，无其他不适。继以上方 3 剂以巩固疗效。

按语：柴翘五淋散主治尿痛、尿急、尿频、咽干、脉细，反复发作者。或久治不愈，或用八正散、龙胆泻肝汤等后反复发作者。从上述病例可以看出此方应用的灵活性，这种灵活性不但体现在药味的选择上，也体现在加减法的多样性上。现仅将赵老师常用的加减法罗列如下，以供临床参考。如患者热甚者，加金银花、白花蛇舌草；若小腹胀满者，加乌药、香附；若局部疼痛症状明显者加川楝子、石韦、瞿麦等；若伴有尿血者加地龙、川牛膝、仙鹤草、三七等；若伴有腰困者加杜仲、川续断、枸杞子、狗脊等；若会阴部不适者，加王不留行、地龙、川楝子、川牛膝等。